AF338111

HYGIÈNE

DE L'ORATEUR

PRINCIPAUX OUVRAGES DU MÊME AUTEUR

Difficultés du diagnostic médical. Paris, 1866.

Traité des maladies de l'estomac, par Brinton (*Traduction* par A. Riant). Paris, 1870.

Rapport officiel sur les ambulances de Chalon-sur-Saône. Paris, 1871.

Leçons d'hygiène pour les lycées et les écoles normales, 2e édit. Paris, 1875.

Hygiène scolaire. Paris, 7e édition, 103 figures.

L'Hygiène et l'Éducation dans les internats. Paris, 1877.

L'Hygiène de l'école (Conférence à la Sorbonne). Paris, 1878.

Le Café, le Chocolat, le Thé. Paris. 3e édition.

L'Alcool et le Tabac. Paris, 4e édition.

Le Matériel de secours aux blessés à l'Exposition de 1878. Paris, 2e édit., 101 figures.

Valeur et réforme du certificat de vaccine. Paris, 1879.

Faut-il brûler nos morts? Paris, 1880.

Hygiène du cabinet de travail. Paris, 2e édition.

L'Hôpital de Villepinte, pour le traitement des phtisiques, Paris, 1885.

Manuel de l'infirmier et de l'infirmière. Notions d'anatomie, de physiologie et d'hygiène, pour l'intelligence des soins à donner aux malades et aux blessés, dans les ambulances et dans les hôpitaux. Cours professé, en 1884 et 1885, au siège de la Société française de secours aux blessés militaires, par le Dr A. Riant, vice-président de l'Œuvre *(sous presse)*.

Imprimerie EMILE COLIN, à Saint-Germain.

HYGIÈNE

DE

L'ORATEUR

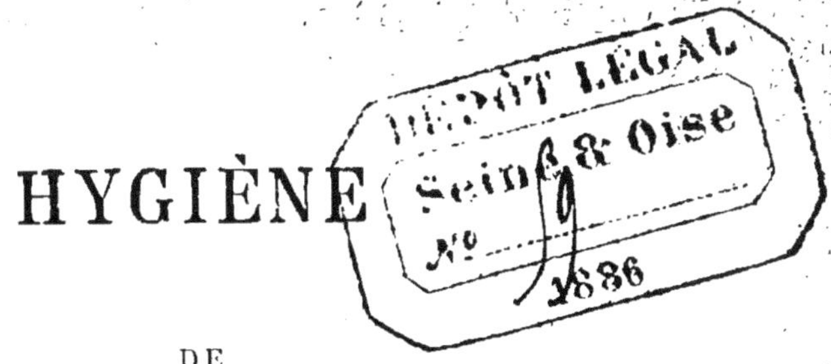

PAR

Le Dr A. RIANT

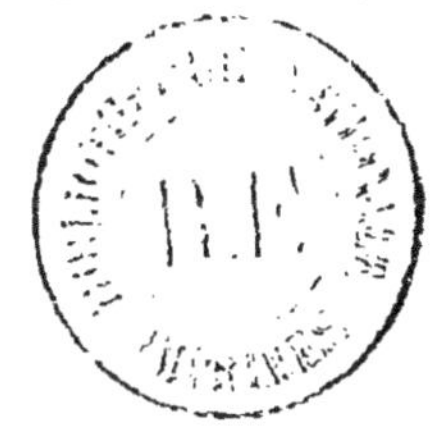

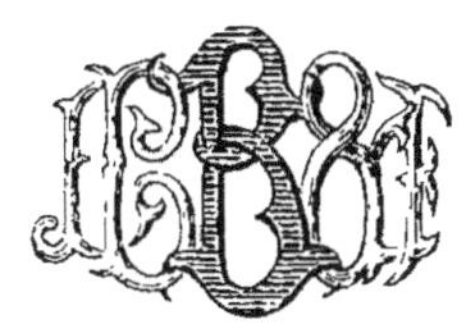

PARIS

LIBRAIRIE J.-B. BAILLIÈRE ET FILS

19, RUE HAUTEFEUILLE, PRÈS DU BOULEVARD SAINT-GERMAIN

—

1886

PRÉFACE

—

Notre époque a vu croître, dans une proportion très considérable, le nombre des *Orateurs,* si, par ce mot, dont nous écartons le sens au point de vue littéraire, nous désignons tout homme qui porte fréquemment la parole en public. En fait, tandis que la proportion des grands orateurs a sensiblement diminué, le nombre des hommes obligés de parler en public, et en état de le faire avec plus ou moins de succès, grandit tous les jours. Au point de vue de l'art, il n'y a assurément pas compensation. Au point de vue de l'hygiène, qui seule doit nous occuper ici, il importe peu de rapprocher dans le total des quantités de valeur inégale : talent et médiocrité ne courent-ils pas les mêmes risques, en raison de l'effort et de la fatigue auxquels les soumet la profession ?

Si le nombre des orateurs a augmenté, il est juste de reconnaître aussi que des genres oratoires nouveaux se sont produits. La mode ne règne-t-elle pas dans le domaine de l'éloquence, comme ailleurs, et n'y exerce-t-elle pas depuis longtemps son empire? Tacite affirmait qu' « il faut changer la forme et la physionomie du discours, selon les temps et les auditeurs ». L'histoire de l'éloquence prouve que le précepte a été suivi à la lettre. Ne remontons pas au delà d'hier. Entre l'éloquence compassée de nos pères, le règne universel de la froide et solennelle harangue, et nos usages actuels, quelle révolution! que de genres disparus! que de genres nouveaux! L'Académie elle-même, si bonne gardienne qu'elle soit des règles consacrées et des traditions glorieuses du bien dire, subit chaque jour, dans le sens de cette réforme, une influence inévitable. L'Université répudie la vieille éloquence classique, dont elle a cru devoir, en pleine Sorbonne, changer le dehors et l'accent. La tribune parlementaire a ouvert des voies nouvelles à l'éloquence, du jour, encore si rapproché de nous, où le discours parlé a remplacé le discours écrit. Le barreau, affranchi, lui aussi, de la servitude des formules ampoulées et nécessairement lues ou récitées, s'est fait une éloquence plus passionnée, plus vivante.

La diffusion de l'instruction, l'activité croissante
de la vie politique, ont suscité partout des orateurs,
et réuni des auditoires sans nombre.

Le mouvement scientifique lui-même, dont notre
époque s'enorgueillit à si juste titre, a ouvert à côté
de nos grandes Académies, mainte Académie au petit
pied, élevé des tribunes, des chaires, multiplié des
assises, des congrès nationaux ou internationaux, et
livré à l'éloquence démonstrative des sources jusque-là inexplorées.

Enfin, la *Conférence*, genre original, neuf hier,
partout généralisé aujourd'hui, tend à tout envahir,
à tout remplacer.

Nous l'avons vu naître. Si modestes qu'aient été
ses débuts, il semble que le vieux moule universitaire ou académique soit brisé par cet intrus sans
prétention, sans caractère officiel. La vieille chaire
classique ne peut plus réunir, je ne dis pas la
'foule, mais une assistance respectable, qu'autant
qu'elle rompt avec la routine, et que le *professeur*
s'efface devant le *conférencier*. La petite table au
tapis vert, a détrôné la chaire pédantesque. L'habit
noir et la cravate blanche tendent à supprimer la
robe.

L'éloquence de la *Chaire,* elle aussi, a dû céder à
cette nécessité des temps. C'en est fait du sermon

solennel, aux allures scolastiques et sévères. Cette éloquence que les Bossuet, les Fénelon, les Massillon avaient faite si grande et si française, cette éloquence dont Villemain a dit qu'elle était « peut-être le plus beau titre de notre supériorité littéraire, » a dû depuis longtemps disparaître devant le genre plus modeste, plus vivant de la *Conférence*.

L'enseignement s'est démocratisé. Nulle part, on ne trouve plus assez de maîtres, assez de professeurs pour porter la parole aux élèves sans nombre, de tout âge et de tout sexe, qui, dans l'enseignement primaire, secondaire ou supérieur, — universitaire, libre, ou même un peu fantaisiste, — demandent avec Gœthe : « de la lumière ! plus de lumière ! »

Devant ce mouvement vertigineux qui entraîne tant d'hommes vers les professions oratoires, l'hygiène ne peut se désintéresser. Qu'elle en expose les dangers, s'il y a lieu ; qu'elle en calcule les obligations périlleuses ; qu'elle en affirme, au contraire, les immunités, et les explique si elle le peut, pour exercer son action préventive : dans tous les cas elle a un rôle à remplir.

De là, ce livre, qui ajoute à notre série de travaux sur l'*Hygiène des professions intellectuelles* (1), une étude scientifique, dont le caractère offrira peut-être quelque intérêt de nouveauté.

Nous y examinerons les conditions favorables ou défavorables des *professions oratoires*, les aptitudes requises chez le futur orateur, les armes dont il doit se munir, l'éducation indispensable à ses organes, l'influence du milieu où il parlera; puis, quand l'heure de la lutte aura sonné, les moyens propres à ménager, et même à doubler les forces qu'elle met à l'épreuve, la conduite à tenir avant, pendant et après le discours : indications générales rendues plus pratiques encore par des applications spéciales aux différents genres de professions oratoires, par des exemples variés et de vivants souvenirs.

Si nombreux que soient les genres oratoires où se manifeste la parole moderne, ils relèvent toujours, comme au temps de Cicéron, des trois principes éternels : *docere, delectare, movere.* Heureux qui peut y satisfaire, et faire passer sa vie, son âme dans sa parole ! Ce sera toujours l'idéal de l'éloquence. Tous n'y prétendent pas, et bien peu s'en rapprochent ! Pédante, affectée, efféminée, l'élo-

____

(1) *Hygiène scolaire,* Paris, 7ᵉ édition ; *l'Hygiène et l'éducation dans les internats; Hygiène du cabinet de travail,* J.-B. Baillière, 2ᵉ édition.

quence ne compromet guère chez l'orateur un organisme resté aussi froid que la conception et le débit du discours. Superficielle, elle demande à l'esprit moins d'efforts. Plus savante, plus vivante, elle emprunte davantage à celui qui parle, elle use plus vite et plus profondément les organes.

Mais, que l'on parle *submisse,* pour instruire, *temperate* pour plaire, ou *grandiler* pour entraîner ; que l'on soit tribun, avocat ou membre d'une Académie, d'un conseil ou d'une commission; que l'on parle en professeur ou en apôtre, toujours il faut compter avec ses forces.

A côté des professions oratoires proprement.dites, où parler en public est une obligation quotidienne, au moins très fréquente, il faut placer quelques situations mixtes, dans lesquelles le *parler en public,* plus accidentel, exerce une influence moins répétée, moins profonde, mais encore très réelle, sur la santé.

Même dans ces conditions, l'orateur a besoin de savoir à quoi s'en tenir sur la conduite de ses forces, sur la dépense qu'il en peut faire, et sur les moyens qui lui permettent d'en accroître les effets.

L'auteur de cet ouvrage aurait-il la prétention d'avoir, dans l'analyse des procédés oratoires, et dans l'étude du mécanisme de l'art, découvert, pour le talent ou le génie, une manière de *serre chaude* ou de *couveuse artificielle,* destinée à régénérer, à hâter la sève oratoire, ou à favoriser l'éclosion des orateurs?

Il ne vise pas si haut.

Mais il estime que quelques conseils ne seraient pas inutiles aux nombreux orateurs de l'époque présente, dont les uns, rare minorité, négligent, dans l'entraînement de l'art, de compter avec leurs forces; dont les autres, improvisés par les circonstances, — que de gens jetés à la tribune par les chances de l'élection ou de la faveur! — abordent, sans examen préalable, sans préparation matérielle suffisante, un rôle trop peu connu, au point de vue des efforts qu'il exige et de la fatigue qu'il impose.

Notre expérience personnelle, jointe à celle des orateurs qui nous ont consulté, nous ont appris ce que coûte la parole en public, à ceux du moins qui la portent avec ardeur.

C'est le résultat de cette expérience que nous voulons consigner ici, dans l'intérêt de ceux qui mettent, sinon leur âme, du moins une trop grande part d'eux-mêmes, dans leurs discours ou dans leurs leçons; et aussi, pour formuler au service du médecin appelé à leur donner des conseils, des indications nouvelles, fondées sur l'observation et sur la pratique du sujet.

La santé peut-elle se concilier avec la dépense de forces qu'entraîne l'usage de la parole en public? Nous le croyons fermement. Existe-t-il un plan, des conditions, aisément réalisables, pour assurer cet accord? L'orateur peut-il accroître ses forces, en les ménageant? Peut-il s'emparer du public, et s'assurer le succès, par un sage emploi de ses réserves physiques?

Y a-t-il un art de parler, au point de vue de l'hygiène, comme il en existe un, au point de vue de l'esthétique? L'auteur le pense, et il espère le prouver.

Que l'on ne dise pas que les préoccupations techniques, égoïstes, prosaïques de l'hygiène, risquent de porter à l'éloquence, déjà si compromise, une dernière et fatale atteinte.

L'art oratoire, étudié chez les maîtres de tous les temps, s'est-il révolté jamais contre ces préceptes si minutieux, qu'ils multipliaient à l'infini pour la conduite et la direction de la respiration, de la prononciation, des attitudes et des gestes de l'orateur? Les architectes romains n'avaient-ils pas observé, avec un soin et une science des plus remarquables, les conditions matérielles, de nature à influer sur les qualités acoustiques des salles, basiliques, théâtres, où se faisaient entendre les orateurs?

Eh bien, ceux qui ont appris l'éloquence à ces grandes écoles, porté la parole dans ces milieux si bien étudiés, ceux qu'avaient formés un enseignement si dogmatique, une pédagogie si compliquée, ont été et resteront toujours les plus grands orateurs du monde. Toute maîtrisée qu'elle fût par un art despotique, la passion ne s'est pas évanouie sur leurs lèvres savantes; loin de décheoir, leur éloquence naturelle a grandi de toute la hauteur de l'art qui l'avait dirigée et développée.

Les édifices que l'antiquité avait élevés pour l'art oratoire, sont construits avec tant de perfection, que l'architecture moderne est tenue de les prendre comme modèles, pour peu qu'elle ne s'attache pas seulement aux beautés de la façade, mais qu'elle se préoccupe aussi des qualités de sonorité, et des exigences de l'hygiène.

Orateurs modernes, ne craignez donc pas davantage de descendre à ce souci légitime de la santé. Croyez-le bien, il n'ôtera rien à votre puissance, le jour où vous parlerez. Loin de là, il vous donnera cette sérénité d'esprit qui se dégage d'autant mieux des étreintes de la matière, que l'on a fait à celle-ci sa part avant le combat. Mieux on a discipliné l'instrument, plus on a de chances de le trouver robuste et docile, à l'heure où on lui impose la lutte, et où l'effort est nécessaire.

Sans doute, l'éloquence a sa source, non dans la vigueur des muscles, mais dans l'âme émue : elle vient du cœur. Mais qui ne sait, pour l'avoir éprouvé, combien les surprises de ce corps qui lui est uni, de cette bête capricieuse et rétive, ont de part aux insuffisances de l'action et aux défaillances de la parole ?

Et ce n'est pas seulement quand le corps est brisé par la maladie ou par la fatigue, que la pensée s'alourdit, et que la parole se traîne. Des organes valides, mais indociles et non dressés, ne servent pas mieux l'orateur. Que d'effets manqués, que de souffrances éprouvées, parce que la poitrine, la voix n'ont pas reçu l'éducation, la gymnastique nécessaires ! Combien d'orateurs gênés, sans souffle, impuissants sur leurs auditeurs, pour avoir méconnu l'influence des attitudes pendant le discours !

Réunir, en quelques chapitres substantiels, tous les éléments d'un enseignement méthodique et pratique sur ce sujet capital pour l'homme appelé à parler en public, tel est le but de cet ouvrage, qui s'adresse à tous les orateurs, que leur genre soit celui du barreau, de la tribune, de la chaire — sacrée, professorale ou académique, — de la conférence, etc.

Mais le précepte est aride, stérile, si l'exemple ne le vivifie. Voilà pourquoi, dans ces pages, on verra apparaître, comme pour déposer dans cette vaste et curieuse enquête, tous les maîtres de l'art, — qu'ils aient parlé en *plein air* ou *entre quatre murs*, — tous les orateurs de marque, depuis les Démosthène, les Cicéron, jusqu'aux d'Aguesseau, aux Dupin, aux Chaix-d'Est-Ange, aux Paillet, aux J. Favre, jusqu'aux éloquents représentants de la magistrature et du barreau de notre temps; depuis les saint Chrysostôme, les saint Augustin, les saint Bernard, les Bossuet, les Fléchier, les Massillon, les Lacordaire, les Dupanloup, jusqu'aux apôtres actuels de la chaire française; depuis les Mirabeau, les Foy, les Guizot, les Casimir-Périer, jusqu'aux Thiers, aux Gambetta, aux J. Simon, aux de Broglie, aux Chesnelong.... et aux talents si divers, qui se sont produits dans nos tribunes parlementaires; enfin, nous invoquerons l'expérience de nos plus éminents conférenciers.

Après un exposé des causes de fatigue et des maladies professionnelles des orateurs, suivi d'une consultation d'hygiène pratique, relativement aux aptitudes requises, et au choix de la profession, nous traiterons, dans une *première partie*, de la préparation, de la formation matérielles, éloignées, de l'orateur : respiration, prononciation, conduite de la voix, du geste, etc.; la *seconde partie* sera consacrée à l'étude des locaux où l'on peut être appelé à parler, et des conditions qui, suivant les différents genres oratoires, doivent, au point de vue de la santé, présider à la disposition des lieux de réunion, des auditoires, des chaires, des tribunes. Enfin, dans la *troisième partie,* spécialement réservée à la préparation immédiate, nous donnerons à celui qui va parler, à celui qui occupe la tribune, les conseils de la dernière heure.

L'auteur a conscience des difficultés d'un sujet neuf, et où la compétence médicale est loin d'être seule en jeu. A-t-il réussi à les vaincre, il n'oserait y prétendre ; mais il espère que tel qu'il est, l'ouvrage sera utile aux orateurs, soit à la période des débuts, soit même, dans le plein exercice de la profession.

Dr A. RIANT.

HYGIÈNE
DE L'ORATEUR

PREMIÈRE PARTIE

LES EXIGENCES DES PROFESSIONS ORATOIRES
AU POINT DE VUE DES FORCES ET DE LA SANTÉ

CHAPITRE PREMIER

APTITUDES PHYSIQUES ET APPRENTISSAGE
DU FUTUR ORATEUR

I. Exigences des professions oratoires au point de vue des forces. Fatigues et maladies professionnelles des orateurs. Autopsies d'orateurs. Longévité. Une statistique à faire. Exemples encourageants.

II. Aptitudes physiologiques aux professions oratoires. Orateurs précoces. Le don de la parole. Formation de l'orateur dès sa naissance. Conditions innées, héréditaires ou acquises, contraires à l'exercice des professions oratoires. Les vocations tardives.

III. Comment on choisit une profession. Illusions et mécomptes.

IV. Une consultation d'hygiène nécessaire. Faut-il renoncer absolument aux professions oratoires? Suffirait-il de faire, parmi elles, un choix plus judicieux? L'organisme exige-t-il, au préalable, d'être fortifié?

V. Un premier apprentissage nécessaire. Impossibilité de s'improviser orateur, soit au point de vue de l'hygiène, soit au point de vue de l'art.

I

Quand on veut apprécier l'influence que peut exercer une profession sur la santé, il faut tenir compte de la dépense de forces qu'elle exige, de l'effet produit sur l'organisme par la répétition des mêmes actes, des mêmes efforts, enfin, par le milieu où la profession oblige de vivre.

Se propose-t-on de faire une application particulière de ces notions à un sujet déterminé, ces conditions générales doivent être ensuite examinées par rapport aux aptitudes, aux prédispositions, aux forces de celui qui se propose d'aborder cette profession ou qui l'exerce déjà.

Tels sont les éléments de la double enquête que nous croyons utile d'ouvrir ici, à propos d'un groupe de professions, dont le caractère commun est d'obliger à prendre souvent la parole en public, et que pour abréger, nous désignerons sous le nom de *professions oratoires,* sauf à en distinguer, chemin faisant, les différentes variétés.

Cette étude répond à des préoccupations essentiellement pratiques et de première importance : est-on de force à aborder, à continuer telle ou telle profession ; où finit la mesure ; où commence l'abus ; quelles en sont les conséquences ; est-il possible de mettre l'organisme à la hauteur des exigences professionnelles ; d'atténuer, de supprimer certains dangers fréquemment observés dans la profession ; enfin, à quelles conditions peut-on espérer fournir avec sécurité une longue et honorable carrière ?

Les notions théoriques n'interviendront qu'autant

qu'elles seront nécessaires pour éclairer nos conseils, et pour justifier la direction donnée à la conduite professionnelle. Le lecteur cherche des avis; l'auteur estime qu'il lui doit aussi des raisons.

Examinons d'abord quelle dépense de forces exigent les professions oratoires. L'exercice de toute profession demande une dépense de forces proportionnée aux fatigues qu'il impose. Laissons de côté, pour le moment, tout ce qui se rapporte au travail de la préparation, et montrons que la parole en public soumet l'organisme à de rudes épreuves.

En raison des fonctions multiples et de premier ordre qu'elle met en jeu, des organes si élevés et si compliqués dont elle réclame le concours, la profession oratoire ne semble compatible qu'avec l'intégrité absolue de la santé. Pour l'orateur, tout organe insuffisant ou malade est un obstacle. Comment compter sur une fonction imparfaite ou altérée?

L'orateur a besoin d'une entière liberté d'esprit : liberté incompatible, même avec le simple malaise.

Il lui faut une poitrine large, mobile, dilatable, capable d'emmagasiner beaucoup d'air, pour alimenter une respiration active, précipitée au besoin ; un larynx bien développé, dont toutes les parties, cartilages, muqueuse, muscles, se prêtent à ces mouvements, ces contractions, ces dilatations, si promptes, si souvent et si longtemps répétées, qu'entraîne l'exercice de la parole ; des poumons en état de supporter les rythmes respiratoires, si variés et si fatigants qu'ils soient ; les inspirations et les expirations violentes, tumultueuses, presque convulsives, qui doivent, en certains cas, traduire au dehors l'émotion de l'orateur.

Mais ce trouble n'est pas limité aux organes respiratoires : la respiration et la circulation sont deux fonctions solidaires. Quand les inspirations se multiplient, augmentent de fréquence, d'amplitude, le cœur entraîné suit forcément ces mouvements ; le rythme respiratoire devient irrégulier ; ce trouble envahit le cœur. Cet organe bat plus souvent, il précipite ses contractions ; lui aussi, il change de rythme, si l'on peut encore appeler de ce nom les battements désordonnés par lesquels il lutte pour se débarrasser du sang qui s'accumule dans ses cavités, dans les vaisseaux, dans les viscères, sous l'influence de l'effort, de l'émotion, de la passion (1).

(1) Je voudrais pouvoir indiquer, par des chiffres, la fréquence de la respiration et l'élévation du pouls résultant de l'action oratoire ; mais ce sont là des observations qu'il n'est aisé de recueillir ni au barreau, ni à la tribune, ni dans la chaire. On s'attend bien d'ailleurs à voir augmenter de fréquence la respiration et le pouls, pendant les grands mouvements oratoires. N'est-il pas plus frappant de montrer que ce résultat laisse encore des traces, une heure après une leçon publique ? Voici, à cet égard, le témoignage d'un professeur de sciences : « En m'observant avec soin, dans les instants de calme, mais à différentes heures du jour, j'ai trouvé pour nombre moyen des battements du cœur 66,2, et pour nombre moyen des inspirations 15,8. Le premier nombre a varié entre les limites 74 et 56 : cette dernière valeur a été observée immédiatement avant

Le corps tout entier participe à cet état convulsif, plus ou moins permanent. L'action oratoire met en jeu tout le système musculaire de la face, de la poitrine, de l'abdomen, des membres supérieurs. Les voies pulmonaires, insuffisantes pour donner issue à la vapeur d'eau produite, sont suppléées par la peau qui se couvre de sueur. Enfin, le système nerveux domine toute cette scène : c'est lui qui donne l'impulsion à cette activité, met en jeu tous ces rouages, règle ce travail organique; c'est lui qui fait les frais de ces dépenses fonctionnelles.

Aussi quel épuisement, quel affaissement succèdent aux grandes actions oratoires!

Sans doute des distinctions s'imposent :

« La tribune dévore les consciencieux orateurs. On y perd le repos du jour et le sommeil des nuits. On ne vit plus que d'une vie agitée et convulsive. L'action des organes se suspend, ou se précipite. Les cheveux blanchissent, les mains tremblent, le cœur se contracte, se dilate et se brise (1). »

Mais tout homme qui parle en public n'est pas un Démosthène ou un orateur véhément comme le général Foy. Nos assemblées connaissent des tribuns qui n'ont rien de la fougue de Gambetta;... les La-

le dîner, et la première à la suite d'une leçon publique, une heure environ après que j'étais rentré chez moi. Le nombre des inspirations a varié entre les limites 17 et 14,5. » — Quételet, *Physique sociale*, t. II, p. 125.

(1) De Cormenin. *Le livre des Orateurs. Le général Foy.*

cordaire se font rares dans nos chaires sacrées. Et puis, le sujet fait varier le ton, et par conséquent la dépense de forces. D'autre part, il ne faut pas toujours juger sur les apparences. Parfois la profession exige des efforts moins violents, une parole moins véhémente ; mais cette parole est continue, comme la parole du professeur ; et alors la permanence de la cause, l'influence d'efforts même modérés, mais sans trêve, expose non moins sûrement l'organisme.

Enfin, il y a tant de degrés dans une même profession ! Le professeur d'humanités, le professeur de Faculté, le professeur de Sorbonne, ne peuvent être mis en parallèle. Et les Arago, les Saint-Marc Girardin, les Villemain, les Cousin, les Michelet, les Royer-Collard, les Simon, les Caro, les Dumas ne représentent pas seulement des talents bien divers ; mais il est évident que le sujet de chaque cours et la manière de le traiter, comportent une dépense de forces, capable de varier dans une notable mesure.

Le temps n'est plus où le professeur, même dans l'enseignement supérieur, se bornait à faire des lectures. (Jusqu'en 1700, il en était ainsi à peu près partout ; et à l'École de Médecine de Paris, notamment, tout l'enseignement consistait dans la lecture faite en chaire, par le professeur, de fragments des anciens auteurs.)

Maintenant, il faut parler. Il y a des sujets qui

exposent plus que d'autres. Quelle différence entre l'enseignement des lettres et celui des sciences à ce point de vue! Tel professeur de lettres met autant de chaleur dans son débit, qu'un défenseur à la barre de la Cour. Est-il délicat, il a besoin qu'on le modère, cómme faisait le doyen de la Faculté, Le Clerc, adressant à Ozanam ces conseils paternels : « Prenez garde, modérez cette verve qui vous emporte ; soyez toujours un orateur ; mais un orateur plus calme. Cette parole vive, émue, passionnée, qui éclate et retentit après de longues méditations, cet enthousiasme dont vous n'êtes point le maître, et qui vous domine, inquiètent pour vous vos amis. Songez à l'avenir ; nous voulons que vous ne retranchiez rien de cet avenir qui vous est dû ; nous le voulons pour vous et pour nous (1). »

On peut enseigner les sciences, et occuper le premier rang, avec moins de fatigues... oratoires.

« Comme professeur, Orfila fut un modèle. Pendant trente ans, le grand amphithéâtre de la Faculté n'a pas eu à son cours une place vide. La clarté, la méthode, l'exactitude, la précision, la simplicité étaient ses qualités distinctives. Il parlait avec l'animation qu'il apportait à toute chose, mais sans recherche aucune d'élégance, d'éloquence, d'effet ; il ne voulait qu'enseigner et non briller (2). »

(1) Ozanam. *Lettres*, t. II, p. 27.
(2) Peisse. *La médecine et les médecins.*

Qui songerait à comparer, au point de vue de la fatigue, le rôle de l'orateur parlementaire, de l'avocat de cour d'assises, de l'orateur des grandes chaires, et le rôle de l'orateur académique, prononçant, à des échéances fort éloignées, un de ces discours solennels que Montesquieu appelait « des ouvrages d'ostentation ? »

Le conférencier ne saurait non plus être mis sur le même rang que les précédents orateurs. Il est convenu qu'il a et qu'il prend ses aises ; il ne force la voix qu'autant qu'il lui plaît. Qu'il enseigne, qu'il loue ou qu'il critique, c'est de la causerie plutôt que du discours. Devant la table au tapis vert, on ne s'attend pas à voir se déployer les grands moyens oratoires de la tribune ou de la chaire.

Le lecteur est tenu à plus de modestie encore (1).

D'autre part, il y a différentes manières de parler en public : on improvise, on récite, on lit.

Hygiéniquement, chaque procédé a ses exigences et ses fatigues propres.

Nous montrerons plus loin, en détail (IIIe partie,

---

(1) Seule, la satire s'émeut des fatigues du lecteur. Quand Perse nous présente l'auteur venant lire ses vers au public, il le peint essoufflé, paré, et muni de loochs émollients ; mais il se moque, et nous ne nous y méprenons pas :

« Il faut, dit-il, de robustes poumons pour faire ronfler tout cela, car tu ne manqueras pas d'en régaler le public : un beau jour, bien peigné, paré d'une toge neuve et blanche, portant au doigt la bague des jours de fête, *juché sur un siège élevé*, et le larynx assoupli par *une potion émolliente*, tu vas leur lire cela d'un œil mourant de plaisir. » — Perse, *sat.* i ; *trad. de Despois*.

ch. Ier, § v, et vi) dans quelle mesure l'improvisation et la récitation surexcitent l'activité cérébrale, et quelle gêne mécanique la lecture oratoire apporte au fonctionnement des organes de la respiration et de la voix.

Répétées souvent, n'est-il pas permis de penser que ces causes de fatigue pourront déterminer des désordres fonctionnels ou porter atteinte à l'intégrité des organes? — Cette crainte est-elle justifiée par les faits?

Quelles sont les principales et les plus communes de ces affections d'après la clinique et l'expérience? La statistique en a-t-elle indiqué la fréquence? A-t-elle montré quelle paraît être leur influence sur la longévité des orateurs? Ce que nous savons à cet égard, nous permet-il d'inférer les conditions de santé requises pour l'entrée dans la carrière, ou pour fixer, suivant le cas, l'heure d'une prudente retraite? La plupart des orateurs sont en même temps, et avant tout, des hommes de lettres : on ne porte pas la parole en public sans avoir au préalable fait provision de savoir, de méditation, d'idées, de ressources oratoires, sans être rompu, en un mot, au travail du cabinet.

J'ai étudié ailleurs les inconvénients et les dangers de la vie dans le cabinet de travail, et formulé l'hygiène qu'il convient d'y introduire.

Je ne veux relever ici que les maladies et les dangers qui tiennent en propre à la vie oratoire elle-mêm

La clinique, l'expérience médicale en fournissent la liste ; au besoin, on pourrait prévoir *à priori* ces conséquences du labeur des professions oratoires.

Ce sont, en premier lieu, les maladies des organes directement mis en jeu : les organes de la voix, et en particulier *les affections du larynx*. L'usage, et surtout l'abus de la parole, peuvent produire l'irritation, la congestion et tous les degrés de l'inflammation de cet organe : laryngites simples, aiguës ou chroniques, dont les symptômes les plus apparents sont l'*enrouement*, la *raucité de la voix*, la *dysphonie*, l'*aphonie*, enfin, la *phtisie laryngée*, dont nous aurons à parler plus loin, à propos de la phtisie. La *pharyngite*, l'*angine granuleuse* (Chomel), ou *glanduleuse* (Guéneau de Mussy), maladie désignée en Angleterre, en raison de sa fréquence chez les prédicateurs et missionnaires, sous le nom de *clergymen's sore throat*, et de *dysphonia clericorum*.

Le malade ressent un picotement, un chatouillement pénible dans l'arrière-bouche ; il lui semble qu'il y a là quelque obstacle qu'il cherche à enlever par des mouvements de déglutition, ou en faisant un « *hem* » caractéristique. Sa voix n'a plus la même étendue, ni la même pureté ; elle est rude, rauque, parfois éteinte, surtout le soir.

Ajoutons encore l'*amygdalite aiguë, chronique*;

l'*hypertrophie des amygdales,* la *chute de la luette ;* puis, les *maladies des poumons,* parmi lesquelles il faut surtout citer l'*emphysème pulmonaire,* l'*asthme.* Cette dernière lésion n'est pas aussi fréquente que l'on pourrait le croire.

Nous tenons de l'un de nos éminents confrères, qui a pris part à l'autopsie de Gambetta, qu'il n'existait pas chez lui le plus léger degré d'emphysème pulmonaire, encore que cet orateur se fût si peu ménagé à la tribune.

Il est incontestable que l'exercice de la parole en public ne peut qu'être dangereux, pour ceux qui sont prédisposés aux *hémorrhagies pulmonaires.*

Faut-il aller plus loin? L'usage, l'abus de la parole, peuvent-ils déterminer l'éclosion de la phtisie? C'est une question sur laquelle les statisticiens sont loin d'être d'accord. Nous nous bornerons à donner une courte analyse des documents réunis jusqu'à ce jour.

D'après Lombard de Genève, on aurait exagéré l'influence fâcheuse qu'exercent sur la production de la *phtisie pulmonaire* les professions exigeant de grands efforts de voix. Les tableaux statistiques dans lesquels figurent des instituteurs, des ministres du culte, des musiciens, des avocats, des professeurs, ne donnent que 75 phtisiques sur 1000 décès.

Pour Benoiston de Châteauneuf, la question n'est pas si facile à trancher. S'il ne croit pas que la phtisie puisse se produire d'emblée chez un orateur ayant des poumons sains, il admet comme incontestable l'influence des fatigues de l'action oratoire, pour faire apparaître la phtisie chez les sujets prédisposés, chez les hommes à poitrine faible, délicate.

Casper donne pour la longévité des avocats et des instituteurs les chiffres de 58 et de 56, la longévité des commerçants étant indiquée par 62, 4 (1).

Guéneau de Mussy reconnaît que « les exercices exagérés de l'appareil vocal ont été quelquefois la cause occasionnelle des premières manifestations de la phtisie, et peuvent également provoquer des rechutes (2). »

Enfin, il n'est pas sans intérêt de rapprocher de ces données statistiques les chiffres et les conclusions des Drs Wasiljew et Burck, bien que ces chiffres et ces conclusions portent plus particulièrement sur l'influence du chant ou de la musique que sur l'influence de la parole. En attendant les résultats d'observations plus spéciales, ces documents tendent néanmoins à jeter quelque lumière sur la question qui nous occupe.

Le Dr Wasiljew, après avoir observé avec soin 222 chanteurs, est arrivé aux conclusions ci-après :

« Le volume relatif et absolu du thorax, l'excur-

____

(1) Casper, *Durée probable de la vie de l'homme.* (*Ann. d'hygiène,* 1838, t. XIX, p. 231.)

(2) *Leçons cliniques sur la cause et le traitement de la tuberculisation pulmonaire,* 1860.

sion thoracique, l'énergie d'inspiration et d'expiration, la capacité vitale des poumons, sont plus considérables chez les chanteurs.

« Le catarrhe des bronches est aussi rare chez les chanteurs, que le catarrhe du larynx est commun.

« L'emphysème pulmonaire n'est pas plus fréquent chez les chanteurs que chez les personnes qui ne chantent pas.

« La mortalité des chanteurs est faible. Une statistique de 25 années n'indique aucun cas de mort par phtisie.

« Le chant est un excellent prophylactique de la phtisie et le meilleur moyen pour développer et fortifier les poumons. Il est préférable à la gymnastique sous ce rapport (1). »

Voici, d'autre part, les conclusions d'une note récemment présentée à l'Académie (2) par le Dr Burq :

D'un très grand nombre d'observations poursuivies pendant une période d'années considérable, le Dr Burq affirmait :

« (a) Qu'il n'est point vrai de dire,..... que dans l'armée le musicien meurt deux fois plus de phtisie pulmonaire que le soldat. Nos recherches, dit-il,

(1) *Revue d'hygiène,* juin, 1779.
(2) Séance du 29 mars 1881.

ont établi, au contraire, qu'il paye son tribut à cette maladie quatre fois moins, et que, tandis que dans la période de 1833 à 1858, on délivre à l'hôpital militaire de Versailles 1,786 congés de convalescence, et 112 au Val-de-Grâce, de 1849 à 1858 inclusivement, total 2,898, pour phtisie ou bronchites graves, 15 seulement, huit fois moins, toutes proportions gardées, étaient donnés à des instrumentistes (musiciens, trompettes ou clairons), *et le soldat est un homme de choix, et le musicien ne l'est pas*, « dit cette fois avec raison Benoiston de Châteauneuf. »

« (*b*) Tous les exercices qui tendent au développement de la respiration, lorsqu'il sont bien dirigés, *quand ils s'accomplissent sans fatigue d'aucune sorte, et, sans que rien, soit dans l'attitude, soit dans le vêtement, puisse venir mettre obstacle à la libre expansion pulmonaire*, sont éminemment salutaires, et d'ailleurs à ce titre, font partie de bonne heure de l'hygiène de ceux que menace, de près comme de loin, l'invasion tuberculeuse pulmonaire. »

Cette dernière conclusion comprend de bien grandes réserves, et les conditions que nous avons soulignées, réduisent singulièrement la portée des affirmations qui précèdent.

Quoi qu'il en soit, si ces statistiques sont trop contradictoires, si elles reposent sur des observations trop peu nombreuses, si elles ne séparent pas nettement des professions peu comparables entre elles,

elles conduisent au moins, tout imparfaites et peu concluantes qu'elles soient, à présumer que les efforts de voix peuvent produire la phtisie chez les sujets faibles ou prédisposés. C'est assez pour ne point hésiter à faire trancher par le médecin, seul compétent, la question délicate de savoir si tel ou tel sujet peut, sans danger, choisir ou continuer une profession oratoire.

Il semble que *les maladies du cœur* ne peuvent manquer d'être gravement influencées par la continuité et la violence des mouvements respiratoires qu'exige l'exercice de la parole en public.

Cependant, ni la clinique (1), ni l'observation *post mortem* ne paraissent justifier jusqu'ici cette conclusion.

(1) La précision du diagnostic et de la symptomatologie ne datent que d'hier. On comprendra donc pourquoi nous ne pouvons rien conclure avec quelque certitude d'observations sans nombre, comme les deux qui suivent, publiées par Ramazzini. Il cite « un orateur célèbre qui, convalescent *d'une maladie grave,* monte en chaire, prononce un panégyrique, vomit des flots de sang, et meurt. » Ailleurs, c'est « un professeur de Padoue, qui avait coutume de faire des leçons publiques de plus d'une heure. Un jour, après avoir parlé *avec plus de chaleur que jamais,* il ressent une violente douleur dans la poitrine, vomit le sang et succombe. »

On ne nous dit ni quelle était la maladie, ni quel était l'âge du malade, ni d'où venait le sang. Mais ce qui ressort des faits, c'est que la profession ne peut être incriminée, parce qu'un convalescent succombe en chaire, parce qu'un professeur dépasse la mesure de ses forces. L'hygiène a ses préceptes; le zèle, le devoir ont leurs exigences supérieures à tous les calculs de la prudence. Toute profession a ses héros qui tiennent à honneur de mourir, dans la chaire, comme l'abbé Combalot, à la barre du tribunal, comme Paillet.

Corvisart, dit en parlant de la continuité de l'action du cœur : « Si du moins il accomplissait l'énorme série de ses pulsations, depuis le moment où il commence à battre jusqu'à la mort, sans que rien tendît à la troubler, sans qu'aucun obstacle le contraignît à des efforts nombreux et puissants?... Mais les cris, les vagissements de l'enfance, les ris, les pleurs, la danse, la course, le saut, la lutte, l'escrime, l'usage des instruments à vent, la lecture, la déclamation, le chant...Voilà, certes, une immensité effrayante de causes, dont les effets sont inévitablement ressentis par le cœur, et qui sont autant d'entraves plus ou moins fortes à la facilité, à la liberté, à la régularité de son action (1).

Bouillaud ne cite, au milieu d'observations sans nombre, qu'un seul exemple de maladie du cœur, où il soit permis d'attribuer la lésion à l'abus de la parole. Il s'agit de Talma; l'auteur expose d'après Breschet, les détails anatomiques les plus minutieux sur la poche anévrysmale considérable que présenta le cœur de l'illustre tragédien, quand fut faite l'ouverture de son corps.

« Ce fut pendant de violents efforts de déclamation, au moment où il entrait en scène pour jouer le rôle d'Hamlet, que Talma ressentit les premières atteintes de son mal (2).

(1) Corvisart, *Essai sur les maladies du cœur. Disc. préliminaire.*
(2) Bouillaud, *Traité clinique des maladies du cœur,* t. I, obs. LVII.

Legroux a fait des recherches sur les causes de l'hypertrophie et autres affections du cœur : il conclut « qu'aucune profession ne peut être regardée comme cause de ces maladies, considérée sous le point de vue de l'exercice qu'elle sollicite de la part de l'organe moteur du sang... (1). »

Mais ces autopsies sur lesquelles se fonde la science, on les fait surtout à l'hôpital, et les orateurs y terminent rarement leur carrière.

L'éloquence véhémente, en usage dans les clubs et les meetings anglais, a fourni quelques documents pour la solution de la question. Mais il ne s'agit que d'une forme particulière du genre oratoire, peu commune chez nous, jusqu'ici (2).

(1) Legroux, *De l'inflammation comme cause des affections organiques du cœur.*

(2) *La Revue Médicale* d'octobre 1880, indiquait, d'après *le British Médical Journal*, un des résultats de la surexcitation oratoire, chez les orateurs des clubs ou *meetings* électoraux. « Les dernières élections qui ont amené au pouvoir en Angleterre, le parti libéral, ont occasionné comme d'habitude un assez grand nombre de morts subites. Rien que dans l'élection de Birmingham, on n'en signale pas moins de quatre, presque toutes arrivées à des orateurs de clubs ou de réunions publiques, après des discours agités. Il faut reconnaître toutefois que dans leur ensemble, et après avoir recueilli les renseignements les plus circonstanciés sur tous les points du royaume, ces morts subites ont pour la plupart frappé des personnes qui passaient pour avoir une affection cardiaque. On comprend facilement que les longs discours, les cris, les bravos prolongés ne conviennent pas à des ventricules dilatés et amincis, joints à des emphysèmes. C'est donc un devoir pour la médecine de mettre en garde ses clients suspects, aux époques de renouvellement des Chambres. Il est encore un fait bien curieux à signaler, et qui ne s'est pas

Il faut citer encore, comme pouvant résulter de la continuité ou de l'intensité des efforts de la voix, les *hernies abdominales*.

Sans doute, ces diverses maladies sont plus communes chez l'homme qui avance déjà en âge; mais hélas! c'est alors surtout que la parole de l'orateur prend de l'activité et de l'autorité. Montesquieu l'a dit : « L'homme est réduit à la condition malheureuse de voir le corps s'affaiblir naturellement, quand l'esprit est à peine parvenu à sa maturité. »

C'est aussi à cet âge, que les affaires abondent chez l'avocat, que les leçons du professeur, que la parole du prédicateur sont recherchées, que le tribun exerce une légitime influence sur ses concitoyens.

Il est donc juste, dans la recherche des causes de ces maladies, d'en attribuer une part à l'âge et l'autre à la profession.

On vient de voir combien il est difficile d'apprécier, d'après les données, encore insuffisantes, de la statistique, la question d'étiologie et l'influence des professions oratoires sur la santé.

La statistique ne nous renseigne pas mieux sur la longévité des orateurs. Le tableau de Casper, qui donne le nombre de personnes sur 100, ayant atteint

encore produit, que nous sachions. Parmi ces nombreux cas de mort subite, aucun n'a eu lieu chez les *tories* qui se sont sans doute moins surexcités que leurs heureux rivaux. »

leur 70ᵉ année, n'est pas très favorable pour les avocats et les professeurs.

Profession.	Nombres proportionnels.
Théologiens	42
Agriculteurs	40
Commerçants et manufacturiers	35
Soldats	32
Commis	32
Avocats	29
Artistes	28
Professeurs	27
Médecins	24

Cependant, que penser de ces chiffres, quand on voit un autre statisticien, l'anglais Madden, placer les théologiens, si favorisés dans la statistique de Casper, au degré le plus bas de la sienne, au lieu de les mettre au degré supérieur !

Mais, dira-t-on, c'est peut-être un effet du climat humide, brumeux, de l'Angleterre ; c'est peut-être aussi un résultat de la fréquence, si grande en ce pays, de la phtisie pulmonaire ?

Eh bien, non, car Chadwick, dans son *Rapport sur les causes de la mortalité,* donne aux avocats le rang le plus favorable. Il est vrai qu'il les englobe avec les bourgeois et les médecins, et qu'il leur oppose deux classes formées, l'une, des marchands, artisans, boutiquiers ; l'autre, des ouvriers, artisans, domestiques.

NOMBRE DE MORTS.	MOYENNE DE L'AGE.
137 Bourgeois, Médecins, Avocats (professions libérales).......	35
1,738 Marchands, Artisans, Boutiquiers, etc	22
5,567 Ouvriers, Artisans, domestiques, etc.....................	15

(Revue Britannique.)

La statistique ne deviendra probante, en ces matières, que le jour où elle aura réuni des documents plus nombreux, où elle les aura recueillis, non plus par groupes peu ou point comparables, mais au moins par catégories similaires, ou plus utilement encore, par professions considérées comme unités.

Enfin, si l'hygiéniste trouve dans le chiffre des décès des arguments un peu tardifs, en faveur de la profession ou contre elle, il n'oublie pas que la profession peut être nuisible, bien avant d'amener un dénouement fatal. L'homme mis hors d'état de travailler, l'homme *incapacité* (*incapacitated,* comme disent les Anglais), est, en statistique, une valeur non moins intéressante, non moins éloquente, non moins utile à additionner que l'homme qui a succombé. Quand donc, sur ses tableaux, où jusqu'ici ne figure que le chiffre des victimes *usque ad mortem,* la statistique inscrira-t-elle ceux que la profession a blessés, mis hors de combat? C'est là un document essentiel pour l'hygiène professionnelle. Nous avons le regret de dire, que tout est encore à faire sur ce sujet et que, spécialement pour l'hygiène des orateurs, les renseignements font absolument défaut.

Puisque jusqu'ici, et pour longtemps encore, ces éléments scientifiques nous manquent, contentons-nous de citer quelques noms d'orateurs, auxquels on ne refusera ni le talent, ni la puissance de travail, et dont la vie à atteint des limites, qui seraient considérées comme satisfaisantes dans beaucoup de professions, même moins pénibles.

Parmi les orateurs de l'antiquité, Démosthènes a vécu 63 ans ; Eschine, 75 ; Cicéron, 63... Et encore, Démosthène et Cicéron périrent de mort violente.

Parmi les orateurs de la chaire au ive siècle, saint Jean Chrysostôme est mort à 63 ans, saint Augustin à 76. Au xie siècle, saint Bernard meurt à 63 ans.

Les orateurs modernes n'ont pas été moins bien partagés. Dans la chaire, citons Bossuet qui a vécu 77 ans ; Fléchier, 78 ; Fénelon, 64 ; Massillon, 79 ; P. Bridaine, 66 ; Lacordaire, 60 ; Dupanloup, 76.

Dans la tribune française et au barreau, Berryer père vit jusqu'à 84 ans ; Royer-Collard, 82 ; Casimir Périer, 55 ; Dupin aîné, 82 ; Guizot, 88 ; Berryer (Antoine), 78 ; Dupin (Philippe), 51 ; Paillet (Victor), 59 ; Thiers, 80 ; Marie, 73 ; Dufaure, 83 ; Chaix d'Est-Ange, 76 ; Jules Favre, 68 ; Montalembert, 60.

Le Parlement anglais compte parmi ses plus éloquents orateurs M. Gladstone, qui célébrait, en décembre 1882, le 50e anniversaire de son entrée dans la vie publique. Et cependant quelles années remplies par un incessant labeur d'orateur et d'écrivain !

Voilà des chiffres qui ne sont pas de nature à décourager les futurs orateurs. Ils prouvent que talent, travail, vie, action, éloquence prodiguée même, ne sont pas incompatibles avec la santé et la longévité. Il sera facile de montrer que ce résultat est atteint surtout, quand une bonne direction préside à cette vie de labeur, et que l'orateur, même délicat, peut encore, grâce à une sage hygiène, fournir une belle et utile carrière.

II

Avant de donner des conseils à ceux qui ont irrévocablement fait choix de l'une des professions oratoires que nous avons indiquées, il nous paraît indispensable d'examiner quelles sont les aptitudes physiques que ces professions exigent, avec quelles armes on doit en aborder les côtés périlleux, quelles garanties, d'une part, ou quelles contre-indications apparentes ou réelles, d'autre part, on peut trouver, soit dans l'état de la santé générale, soit dans les dispositions physiologiques ou pathologiques des organes concourant à la production et à l'émission de la voix.

Ne mesure-t-on pas la poitrine du soldat pour s'assurer qu'il sera capable de fournir les marches rapides nécessaires, qu'il ne deviendra pas, avant le temps, une non-valeur pour l'État?

Ne calcule-t-on pas, dans l'intérêt de la sécurité des voyageurs ou des passagers, la portée, l'acuité, la netteté de la vue, l'aptitude à distinguer les couleurs, chez l'employé de chemin de fer ou de bateaux à vapeur?

N'exige-t-on pas un minimum de force et de santé, du candidat bureaucrate des administrations publiques ou privées, de peur de perdre le fruit d'un apprentissage onéreux?

Les précautions prises chaque jour, dans l'intérêt d'autrui, dans un intérêt général ou pour un profit mercantile, pourquoi donc ne les prendrait-on pas dans son intérêt propre?

Parlons d'abord des aptitudes.

Il est incontestable que *l'aptitude oratoire* se rencontre manifestement et de bonne heure chez certains sujets prédisposés.

Si pour quelques-uns, l'adage : « *Nascuntur poetæ, fiunt oratores* » reste vrai, il n'est pas moins exact de dire que certains paraissent avoir reçu le *don* de la parole.

A ne prendre que le point de départ, et comme la condition première de ce privilège, la science moderne en donne la raison.

Les recherches physiologiques et les constatations

anatomo-pathologiques, en précisant plus ou moins nettement le point du cerveau qui correspond au développement de la faculté de la parole, ont permis d'espérer arriver à localiser cette faculté ; elles ont, au moins, montré la relation entre l'organe et la fonction, sans qu'on puisse encore en inférer si la disposition organique cérébrale préexiste à l'aptitude, en est la condition et l'engendre, ou si c'est l'éducation, l'exercice de la faculté qui donnent à l'organe, par voie de conséquence, son développement caractéristique.

Du fait anatomique, il reste à rapprocher les aptitudes observées pendant la vie. Y a-t-il, oui ou non, coïncidence ?

L'analogie permettrait peut-être d'établir, que les deux hypothèses ci-dessus peuvent se réaliser pour le cerveau, comme pour les autres organes. Tantôt, c'est la fonction qui bénéficie de dispositions organiques originelles ; tantôt, c'est l'organe qui profite, après coup, pour son développement, de l'éducation, de la mise en œuvre, de l'exercice répété de la fonction.

Solutions également intéressantes pour l'hygiène, soit qu'en donnant dans une certaine mesure, une base anatomique aux aptitudes, elles montrent la nécessité d'interroger et de constater nettement les dispositions, au début de la carrière ; soit, qu'en subordonnant le développement organique à l'influence de l'exercice fonctionnel, elles proclament l'importance de l'éducation et de la direction hygiénique des facultés.

Si nous interrogeons les dispositions, les aptitudes physiologiques, les seules qui rentrent dans les limites de cette étude, nous constatons, chez certains sujets, une précocité de talent oratoire, où l'on retrouve soit la marque d'un organisme bien doué, soit la preuve de l'efficacité de l'éducation et de l'hygiène, ou ces deux conditions réunies.

On sait que Démosthène débuta à dix-sept ans, en plaidant avec succès contre ses tuteurs.

Cicéron avait vingt-six ans, quand il défendait Roscius.

C'est à seize ans, après avoir soutenu sa première thèse, que Bossuet prêcha à l'hôtel de Rambouillet pour la première fois.

C'est à quinze ans, que les supérieurs de Fénelon lui firent prêcher un sermon qui étonna si profondément ses auditeurs.

On cite plus d'un jeune membre des *Communes* ou de la *Chambre des Lords,* qui, le lendemain de son entrée au Parlement, prononce son *maiden speech,* et prend rang d'emblée parmi les bons orateurs.

Qui ne sait l'effet produit à la *Chambre des Pairs,* en 1831, par le plaidoyer du comte de Montalembert en faveur de *l'École libre ?* Montalembert avait vingt et un ans! Sa majorité lui donnait, à ce moment même, le droit d'entrer dans la Chambre haute.

Les biographes de Lacordaire nous le montrent « à l'âge de huit ans, s'exaltant aux premiers accents de cette éloquence native, qui étonnait et captivait déjà ses bénévoles et simples auditeurs (1). »

Il est parfois bien difficile de distinguer la part que j'appellerai organique, de la part qui revient à l'éducation, au tempérament, etc., au point de vue de la vocation oratoire.

L'éducation! Quintilien nous apprend combien l'éloquence de Cornélie influa sur celle des Gracques. Tacite ne pensait pas qu'on pût s'attacher trop ·tôt à la culture intellectuelle et morale du futur orateur; c'est à la mère qu'il la confie : elle doit commencer cette préparation dès le berceau (2).

On a vu l'auteur d'un *Traité de rhétorique,* perdre encore moins de temps, et prescrire le régime physique et moral qui préparera, *dès le sein de sa mère,* l'orateur à naître! Puis, une fois l'enfant né, il conseille à l'accoucheuse de modeler le crâne et par suite le cerveau, de manière à lui donner la forme matérielle qu'il juge la plus favorable au développement des facultés oratoires!

« Apporte des embellissements nouveaux à la

(1) *Le Correspondant,* t. XVII, p. 817, *Notice biographique,* par Lorain. — P. Chocarne, t. I, p. 9.
(2) Tac., *De Orat.,* XXVIII, XXIX.

forme naturelle; et si cette forme n'était pas belle, corrige-la; elle se laissera plier entre tes doigts comme de la cire molle (1). »

Il était difficile de se montrer plus prévoyant; mais on pouvait à coup sûr, être meilleur physiologiste et proposer une plus saine hygiène.

« Donc, nourrice fidèle, continue l'auteur, façonne la tête de tes mains habiles, cette tête qui contiendra plus tard tant de choses et tant de richesses; *qu'elle n'ait pas une forme entièrement sphérique, qu'elle ne se développe pas en un cercle parfait;* à la vérité, cette forme va bien à la masse cérébrale; mais elle n'offre pas une place assez vaste pour la mémoire (faculté si nécessaire à l'orateur).

« Que la tête de notre enfant soit donc un peu longue; que par derrière elle s'étende légèrement en pointe, et comme le bout d'une courge; il y aura un vaste champ, un lieu spacieux pour loger la mémoire.

« Que le front, demeure certaine de l'intelligence parvenue à sa maturité, ne prenne pas la forme d'un cercle étroit, ce qui est l'indice d'un esprit léger, mais qu'il aille se développant comme une surface plane, mais légèrement renflée du côté où s'implantent les cheveux. »

On conçoit que les exercices de déclamation pu-

______

(1) Josset, *Traité de rhétorique.*

blique, usités dans la Rome impériale, devaient susciter plus d'un talent qui s'ignorait, et révéler plus d'une vocation oratoire.

Les exercices brillants, les utiles tournois par lesquels passa Bossuet à l'hôtel de Rambouillet et à l'hôtel de Nevers, n'ont pas fait le grand orateur; mais peut-on nier qu'ils n'aient formé, pour l'essor de ce merveilleux talent, un apprentissage singulièrement heureux, et comme on en souhaiterait à plus d'un orateur de nos jours?

Il y a des vocations tardives; l'éducation ne les a pas fait naître; il faudra que le tempérament de l'orateur se dessine, et impose un jour un choix que rien n'avait encore fait prévoir.

Arago était resté absorbé pendant vingt années dans ses devoirs de professeur à l'École polytechnique, ses travaux scientifiques, la poursuite de ses découvertes en optique, magnétisme, etc. Un jour, il quitte ces études discrètes et le cabinet du savant, pour aborder le rôle plus brillant du vulgarisateur; il a soif des émotions et des applaudissements de la tribune :

« Plein d'idées, capable d'invention, doué d'une promptitude ingénieuse et fine, tira-t-il de sa belle et puissante intelligence et de cette organisation si riche en semences fécondes, tout le parti qu'il aurait pu? Doué aussi de qualités extérieures imposantes, d'une grande force communicative, de moyens d'action et d'autorité sur les autres, ne se laissa-t-il pas entraîner de ce côté beaucoup plus qu'il n'aurait fallu? Il n'était pas de ces savants qui s'isolent, et se contentent de cultiver, durant la sérénité des nuits, la muse austère et silencieuse de Newton et de Pythagore : nature méridionale fortement accusée, il avait besoin d'agir immédiatement sur le public, de le servir, et d'en être entouré, d'en recevoir un contre-coup d'applaudissements et de louange, en retour de faciles enseignements qu'il était tout prêt à lui prodiguer. Il avait besoin, même dans l'ordre intellectuel, d'une grande dépense physique. « Vivent les malingres, » dit quelque part Voltaire, voulant faire valoir les avantages d'une chétive santé dans l'exercice des choses de l'esprit. Cela n'est sans doute pas moins vrai pour les savants livrés aux études lentes et profondes, et qui n'ont que faire des passions d'alentour (1). »

L'influence de l'organisme, de l'éducation, du tempérament, c'est encore l'influence de l'hygiène.

Il faut aussi faire la part des circonstances. Ne voyons-nous pas fréquemment, dans la vie politique moderne, les chances électorales appeler à la tribune parlementaire des hommes ayant atteint une période plus ou moins avancée de la vie, et qui, littérateurs, savants, poètes, industriels, voire artisans,

(1) Sainte-Beuve, *Causeries du Lundi. Arago,* p. 9.

étaient restés jusque-là tout à fait étrangers aux luttes oratoires? Il leur faut en affronter tardivement les difficultés et les fatigues.

Combien de professeurs, très distingués dans leur chaire, ne sont devenus de vrais orateurs de tribune qu'après un long apprentissage? Royer-Collard, Guizot, ces maîtres si rarement égalés, n'étaient pas *nés* orateurs.

Si l'hygiène n'a point dicté le choix de la profession, il faut au moins la consulter pour se diriger dans cette voie enfin adoptée ou acceptée. Combien y a-t-il d'orateurs, qui peuvent affronter la tribune pour la première fois à quarante-cinq ans, comme Lamartine, sans préparation spéciale, et y figurer en maîtres? Combien peuvent s'improviser orateurs, à l'âge où d'autres ont depuis longtemps assoupli l'organisme aux exigences de la lutte? Pour beaucoup, n'est-il pas trop tard de demander à une poitrine ossifiée l'élasticité, la souplesse que n'ont pas assurées des exercices antérieurs, d'imposer au larynx des efforts pour lesquels il n'est pas préparé?

Seule, l'hygiène peut rendre ces audacieux essais moins infructueux et en diminuer le péril.

Quel que soit l'âge où il se propose d'aborder la chaire ou la tribune, l'orateur devrait savoir qu'il y a des aptitudes physiologiques ou acquises, nécessaires à l'exercice de la profession qu'il embrasse ; mais qui donc, avant de faire un choix, s'occupe de ces considérations que l'hygiène impose, d'accord avec le bon sens ?

III

Pour être en état de remplir les exigences matérielles d'une profession, sans s'exposer à une vie de lutte incessante, misérable, improductive, il y a un minimum de forces et de santé indispensable.

Ce minimum, le futur orateur le possède-t-il, le jour où il se décide à entrer dans la carrière?

Parmi les différentes professions oratoires, il en est de plus pénibles, de plus fatigantes les unes que les autres; l'orateur y a-t-il songé, avant de faire un choix qui peut l'exposer à rester au-dessous de ses devoirs ou à lutter au-dessus de ses forces, même en lui supposant la plénitude de la santé ?

Que sera-ce, s'il n'a qu'une santé faible, délicate, compromise, incapable de résister à un rude travail, à une sorte particulière de travail et d'efforts ?

Dans ces conditions, il s'agirait de proportionner l'effort à l'état des forces, et non de prétendre contraindre l'organisme à se mesurer vainement avec les exigences et les périls d'une carrière, qu'il n'appartient qu'aux plus robustes de fournir avec succès?

Ces conseils de la prudence sont-ils exagérés ?

Combien avons-nous vu d'hommes de talent, brisés avant l'âge par les trop rigoureuses exigences d'une profession mal choisie ? Combien n'ont pu connaître que les amertumes d'une carrière, dont ils n'étaient pas, physiquement, de force à franchir les premières étapes ! Combien n'ont pu donner la mesure de leur talent ou recueillir les fruits d'une vie de labeur, incapables qu'ils étaient de mener la lutte jusqu'au bout, ou trop épuisés pour pouvoir jouir d'un repos péniblement gagné ou payé un si haut prix !

Sans doute, ce n'est pas chose aisée que de juger des difficultés, des dangers, des incompatibilités que peuvent présenter telles ou telles professions oratoires chez un sujet déterminé. Il existe pour ces professions des préparations éloignées ; mais on ne les expérimente pas, on ne les connaît que quand on les a choisies, lorsque reculer est difficile, sinon impossible.

Le clerc de notaire a pu juger par un stage, si une profession sédentaire convenait à sa santé.

L'employé peut essayer quelque temps les avantages et les inconvénients d'un séjour dans un bureau, et du genre de travail qu'il est appelé à y faire.

Il n'en est pas de même pour les professions oratoires.

S'y prépare-t-on de longue main, les inconvénients, les difficultés n'apparaîtront que bien tard. On se décide par goût, par entraînement, et souvent sur une appréciation erronée, surfaite, où la considération des forces exigées et des dangers à courir n'entre pour rien. Qui ne s'est cru orateur, ou n'a estimé facile de le devenir, après avoir entendu Berryer avocat ou député, Lamartine dans ses grands jours, Lacordaire à Notre-Dame, Arago ou Dumas vulgarisant les sciences à l'Observatoire, à la Sorbonne, à l'Institut !

Illusions parfois dangereuses, entraînements suivis de plus d'un mécompte ; la santé se dérobe, le talent décline avec elle, et le succès s'évanouit.

Il en sera longtemps ainsi, faute d'une éducation bien comprise. On ne fait que commencer à nous apprendre à *lire* intelligemment (1). Mais qui nous dira où l'on nous apprend à *parler ?*

Le jour arrive pourtant de parler en public. Qu'est-ce alors qu'une conférence, une maigre cause rencontrée par hasard, un premier sermon récité, une leçon de concours, pour juger des aptitudes et des forces dont on est doué ? C'est assez pour donner toutes les illusions, c'est trop peu pour fournir la mesure réelle des efforts que la profession réclamera, quand on aura surmonté les premières épreuves du début.

____

(1) Les conférences de M. Legouvé à l'École normale supérieure, les cours de [lecture et de récitation dans les écoles normales datent d'hier.

IV

En pareille matière, il faut un juge expérimenté. Quel sera-t-il? Le médecin, le médecin de la famille surtout, qui devra être appelé à cette intéressante et nouvelle espèce de consultation. On regarde trop le médecin comme le champion chargé de lutter contre la maladie déclarée ; on exige de lui qu'il guérisse, au lieu de lui demander le moyen de conserver la santé ; on lui livre des organes lésés, on lui demande de rétablir des fonctions perverties, altérées ; de réparer, s'il le peut, des lésions, des perturbations souvent irréparables. Ne serait-il pas plus logique et plus prudent de réclamer l'intervention de son savoir et de son expérience pour conserver, dans leur état de santé, des organes valides, et de maintenir, dans leur intégrité, des fonctions encore régulières?

Cette inconséquence s'explique par deux raisons majeures : notre insouciance pour la santé quand nous la possédons, et le dédain où l'hygiène a été longtemps tenue par la médecine elle-même. Les progrès réalisés dans ces dernières années par l'hygiène en général, et spécialement par l'hygiène professionnelle, tendront à modifier cet état de choses : le prix de la santé sera mieux connu du public, et le médecin se fera de plus en plus le gardien intelligent de la santé, au lieu d'être le spectateur trop souvent impuissant et malheureux des ravages de la maladie.

C'est au médecin, à l'hygiéniste consulté, à dire si, dans l'état des organes et des forces, et eu égard à l'âge du sujet, il y a lieu, pour celui-ci, de renoncer à une profession, qui lui imposerait des fatigues au-dessus de ses aptitudes physiques. Quoiqu'il en coûte à l'amour-propre ou au caprice, quels services rendra une pareille consultation, faite à temps, avant qu'on ait perdu des années précieuses dans des tentatives inutiles au point de vue du succès, compromettantes au point de vue des forces et de la santé !

Il y a tels états organiques ou fonctionnels, qui interdisent absolument toute profession oratoire, parce qu'ils frappent l'orateur d'insuffisance ou d'incapacité physique : ainsi un larynx mal conformé, ou gravement atteint par la maladie, le sujet fut-il jeune ; un thorax très étroit, mal développé, quand l'âge ne permet plus de compter, pour remédier au mal, sur l'influence favorable de l'exercice, même le plus méthodique ; une lésion pulmonaire, emphysème ou tubercules ; une lésion cardiaque, etc.

Comme exemple d'empêchements à mettre à peu près sur la même ligne, il faut signaler la susceptibilité naturelle ou maladive des muqueuses du larynx ou du pharynx, état qui fait perdre à la voix sa force, sa souplesse et son éclat.

Parfois, il suffira de recommander au futur orateur un choix judicieux parmi les variétés de professions oratoires : on se décidera d'après la connaissance de ses aptitudes organiques.

Tel orateur, par exemple, est capable de parler longtemps sur un ton modéré, égal, soutenu, sans que sa voix s'altère, sans que la fatigue se manifeste ; mais la moindre tentative pour s'élever au-dessus de cette note modeste, brise infailliblement sa voix ; elle devient rauque et s'éteint rapidement, quelques efforts qu'il fasse pour amener cet instrument rebelle à traduire le langage plus animé de la passion. Qu'il aspire à être professeur, avocat d'affaires, soit ; mais pour être tribun, grand prédicateur, ou avocat de cour d'assises : son larynx seul le lui interdirait.

Dans d'autres cas, le médecin, l'hygiéniste aura, au contraire, à écarter des craintes mal fondées, à encourager la persistance dans un travail plus capable de développer, de fortifier les organes, que de les compromettre. Grande responsabilité ! Mais on ne se prononcera qu'après avoir consulté, avec le soin le plus minutieux, et les antécédents et l'état actuel, et imposé un régime où dominent l'hygiène et la bonne direction de l'éducation et de la vie oratoires.

Nous avons parlé plus haut d'empêchements majeurs, absolus, pour l'exercice de la parole publique.

Mais, si absolue qu'elle soit en théorie, la contre-indication demande encore à être examinée, quand on descend dans la pratique, dans l'étude du cas particulier. En hygiène, il ne peut y avoir de solution générale; l'hygiéniste doit se demander ce qu'il convient de permettre ou d'interdire, à tel consultant, qui, au premier abord, semblerait devoir être éloigné d'emblée de toute profession oratoire.

Ainsi, chez le futur orateur, des antécédents non douteux de phtisie, dans la famille, doivent-ils être considérés comme un obstacle insurmontable? La question est toujours individuelle; chaque sujet fournira les données de la solution qui l'intéresse. D'une part, la qualité de la voix, la conformation, le développement, l'état de santé du larynx, de ses tissus, de son appareil musculaire, l'état de la muqueuse du pharynx; d'autre part, la conformation de la cage thoracique, l'état des poumons : que de points à examiner avec soin avant de se prononcer, pour conseiller le choix de telle ou telle profession oratoire, ou pour en décourager même l'apprentissage à titre d'essai!

Il est des circonstances dans lesquelles l'hygiéniste n'autorisera le choix de la profession qu'avec des réserves nécessaires. Il s'agit, je suppose, d'une poitrine, d'une voix à ménager, ce que Pline appelait : *Voci laterique consulere.*

Cicéron nous en donne un exemple dans ses « *Ora-*

teurs illustres. » En parlant de Cotta, il dit « que cet orateur dont la poitrine était faible, s'abstenait soigneusement de tout effort, et qu'il s'était fait un genre d'éloquence approprié à la débilité de sa santé. » Cicéron lui-même avait connu cette nécessité : il avait su imposer à son éloquence le frein d'un régime indispensable, et de sages tempéraments :

« J'étais alors très maigre et d'une complexion très délicate. J'avais le cou long et mince, enfin, une santé et une conformation, qui, dit-on, n'est pas rassurante pour la vie, quand on y joint le travail et de grands efforts de poitrine. Aussi les personnes auxquelles j'étais cher, s'en alarmaient d'autant plus que je prononçais un discours entier, sans baisser le ton ni varier mon débit, de toute la force de ma voix et avec une véhémence d'action à laquelle tout mon corps prenait part. Mes amis et les médecins me conseillaient d'abandonner la plaidoirie. Mais je crus pouvoir m'exposer à tout, plutôt que de renoncer à la gloire que me promettrait l'éloquence. Au reste, comme j'étais persuadé qu'en modérant ma voix et mes efforts, et en changeant ma déclamation, je pourrais tout à la fois échapper au danger et me faire une manière plus réglée et plus sage, je résolus d'étudier une autre méthode ; et, dans ce dessein, je partis pour l'Asie. Ainsi après avoir défendu des

causes pendant deux ans, et acquis déjà quelque cé-
lébrité au barreau, je quittai Rome (1).

A Athènes, Cicéron prend des leçons d'Antiochus
il se rend ensuite auprès de Démétrius de Syrie,
puis il parcourt l'Asie, il écoute les plus célèbres
rhéteurs de l'Orient; à Rhodes, il a pour maître
Molon.

« Celui-ci réprima, ou du moins il fit tous ses
efforts pour réprimer les écarts où m'entraînait la
fougue d'un âge impunément audacieux, et pour
resserrer dans de justes limites le torrent débordé
d'une élocution redondante. Aussi, lorsque après
deux ans, je revins à Rome, j'étais beaucoup mieux
exercé, ou pour mieux dire, je n'étais plus le même.
Ma déclamation était moins véhémente, mon style
moins impétueux. D'un autre côté, ma poitrine s'é-
tait fortifiée, et mon corps avait acquis un embon-
point raisonnable (2). »

Les anciens avaient pressenti plus d'une vérité,
dont la science moderne a démontré l'exactitude. Il
y a une mesure où la voix est modifiable par des
exercices intelligemment combinés. Nous le montrerons en détail dans le paragraphe suivant. Il y a
un âge où le thorax peut être développé par une
gymnastique respiratoire bien dirigée. La capacité

(1) Cicéron plaida pendant les années 672 et 673. Son voyage
dura de 674 à 676.
(2) Cic., *Brutus,* xci.

pulmonaire peut être augmentée dans une notable proportion, au grand bénéfice de la voix; la puissance de l'orateur s'en accroît (1); enfin la santé générale est favorablement influencée par une respiration plus ample, par l'absorption d'une dose plus élevée d'oxygène, par une combustion intra-organique plus active, et une nutrition plus parfaite. On comprend ainsi qu'un exercice bien mesuré, bien réglé peut fortifier les organes respiratoires et vocaux; on comprend que la phtisie elle-même peut trouver dans cette gymnastique un véritable traitement prophylactique et curatif.

V

J'ai parlé plus haut d'apprentissage, et je l'ai fait à dessein. Ni au point de vue de l'art, ni au point de vue des exigences physiques de la profession, on ne doit, on ne peut *s'improviser* orateur. Ici peut-être, plus que partout ailleurs, l'apprentissage est indispensable. Or, en fait, partout où il n'est pas supprimé entièrement, on le trouve réduit à d'insignifiantes et de ridicules proportions. De là, tant d'insuccès et de si nombreuses défaillances.

(1) *Hygiène du Cabinet de travail*, 2ᶜ édition, chap. viii, et *Hygiène de l'Orateur*, 1ʳᵉ part., chap. iii.

Il y a une éducation préparatoire, un entraînement qui ne sont pas moins nécessaires.

Les orateurs grecs qui ne dédaignaient pas les exercices physiques généraux pour augmenter, pour discipliner leurs forces, pratiquaient aussi la gymnastique spéciale aux professions oratoires.

« Lorque Démosthène », dit M. Villemain, « essaya de parler dans l'assemblée publique, il s'aperçut de tout ce qui lui manquait encore : il fut repoussé par des huées.... Démosthène mit en usage une obstination infatigable et ingénieuse pour [former sa voix, fortifier sa poitrine, corriger ses gestes, et acquérir ce grand art de l'action qu'il estimait le premier de tous, sans doute en proportion des efforts qu'il lui avait coûtés. »

Il faut que l'éducation de l'orateur soit un apprentissage si bien conduit, si habilement ménagé, que l'organisme y trouve, au lieu d'une source de fatigues et de dangers, une série d'exercices salutaires, fortifiants, capables de réagir efficacement contre des dispositions maladives. En cela, la préparation de l'orateur ressemble à celle de l'artiste dramatique; elle a les mêmes périls; elle peut fournir les mêmes ressources à qui sait les utiliser.

Brouc cite le cas d'un acteur, Michelot, sujet, pendant sa jeunesse, à une petite toux, qui revenait fréquemment. On craignait beaucoup pour lui, quand il aborda la carrière du théâtre. Mais « guidé

par les conseils de Monvel et de Talma, il se garda
bien de se livrer tout d'abord à des efforts fatigants ;
il accoutuma peu à peu la délicatesse de son appareil vocal aux longues tirades, aux périodes passionnées, à l'ampleur de son nécessaire pour être entendu des différents points d'une vaste salle. Sous
l'influence de ces études prudentes et raisonnées,
sa diction acquit une précision peu commune, sa
voix se fortifia et devint à l'épreuve des fatigues les
plus rudes (1). »

Combien d'orateurs de la tribune, du barreau, de
la chaire ne s'aperçoivent du défaut de cette indispensable préparation physique, que le jour où pour
la première fois ils parlent! Il leur faut alors subir,
outre la froideur, l'inattention, les protestations du
public, juge si souvent sans pitié pour le talent ou
des qualités oratoires incontestables, le témoignage
plus accablant encore de leur réelle insuffisance.

Enfin, nous le supposons, la profession a été choisie, non au hasard, non par caprice, mais en pleine
connaissance de cause. Le futur orateur a soigneusement examiné ses aptitudes et ses forces. Il sait

> *... quid ferre recusent,*
> *Quid valeant humeri.*

Cela fait, il ne désarme pas; il ne lui suffit pas

(1) Brouc, *Hygiène philosophique des artistes dramatiques*, p.
239.

d'établir une fois le bilan des forces dont il dispose, la portée des armes qu'il doit manier. Ces ressources, ces armes, il peut les multiplier, les perfectionner, pour ainsi dire, chaque jour.

Comment s'y prendra-t-il, pour atteindre ce but?

Voilà ce qu'il nous faut étudier en détail.

CHAPITRE II

LA VOIX DE L'ORATEUR

I

Platon croyait pouvoir juger un inconnu d'après le son de sa voix : « Parlez, disait-il, afin que je vous connaisse. »

C'est bien souvent ainsi qu'un auditoire juge d'un orateur : il revient difficilement de l'impression favorable ou défavorable qu'a produite sur lui l'accent des premières paroles.

Aussi, la voix était-elle considérée par les anciéns comme le principal élément de l'action chez l'orateur. « Pour lui, disait Cicéron, une belle voix doit être l'objet de tous ses vœux ; et, à défaut de ce trop rare avantage, l'orateur ne saurait rien ménager pour conserver et perfectionner la voix dont il est doué (1). »

Une bonne voix sera toujours une des armes les plus essentielles, un des dons les plus heureux que l'orateur puisse posséder.

Mais il y a bien des genres de voix. Quel est celui qui convient plus particulièrement pour l'usage de la parole en public? Quelles qualités doit présenter la voix de l'orateur? Quels défauts peut-elle avoir, qui soient de nature à traverser son succès ou à lui infliger la fatigue d'une lutte incessante?

Quintilien, analysant la voix naturelle, en a résumé dans les deux propositions suivantes les principales variétés :

« La voix, dit-il, est claire ou voilée, pleine ou grêle, douce ou âpre, étroite ou large, dure ou flexible, sonore ou sans éclat (2).

« Il faut que la voix soit saine ou qu'elle n'ait aucun des défauts ci-après ; qu'elle ne soit ni sourde, ni grossière, ni effrayante, ni dure, ni raide, ni vague, ni grasse, qu'elle ne soit si fluette, ni vide, ni aigre, ni menue, ni molle, ni efféminée (3). »

(1) Cic., *Dial. tr. de Orat.*, lib. III,|LVI.

(2) « Est candida et fusca, et plena et exilis, et levis et aspera, et contracta et fusa, et dura et flebilis, et clara et obtusa. » Quintil. *Orat. Inst.*, xi, 3.

(3) Non surda, rudis, immanis, dura, rigida, vana, præpinguis, aut tenuis, inanis, acerba pusilla, mollis, effeminata. — Quintil.. *Orat. Instit.*, xi. 3.

S'il fallait allier au talent une voix exempte de tous ces défauts, qui donc pourrait être orateur !

L'art se montre bien exigeant envers la nature; il le serait beaucoup trop, s'il ne fournissait, du moins, comme nous le démontrerons, le moyen de corriger la nature de ses imperfections.

Une connaissance plus approfondie des organes de la phonation, du mécanisme de la voix, nous permettra de faire avec méthode l'examen de ces variétés de voix, que rapproche un peu confusément la longue énumération de Quintilien.

II

On distingue dans la voix, comme dans un son quelconque, trois caractères essentiels : *l'intensité, l'intonation,* ou hauteur, et le *timbre.*

L'*intensité* de la voix tient à la force avec laquelle l'air expiré vient frapper les cordes vocales et à l'aptitude de celles-ci à entrer en vibration.

On sait que chaque mouvement respiratoire se compose de deux actes successifs : 1° *l'inspiration,* qui fait pénétrer l'air dans les poumons ; 2° *l'expiration,* qui l'en fait sortir ; on sait également que la voix ne peut se produire que pendant l'expiration, car elle résulte de la vibration des cordes vocales, lesquelles n'entrent en mouvement que sous l'influence du courant d'air chassé par les poumons.

Pour que les vibrations se produisent avec le plus d'*intensité* possible, deux conditions sont nécessaires : d'une part, la souplesse, l'élasticité des cordes vocales ; — tout ce qui les altère, les durcit, comme l'âge, par exemple, gêne le mouvement oratoire et nuit au son ; — d'autre part, l'expulsion énergique de l'air expiré par le poumon. Ce courant sera d'autant plus intense, que l'appareil respiratoire (poumons et muscles de la cage thoracique) sera plus vigoureux. Or, s'il nous est impossible d'augmenter directement les vibrations des cordes vocales, nous avons toute la puissance de notre volonté pour agir sur les muscles expirateurs et, par eux, rendre le courant d'air expiré plus intense. Nous trouvons, au besoin, dans une gymnastique intelligente, le moyen de fortifier ces muscles. Enfin, il est bon de savoir que certains obstacles, certains malaises tiennent à nos habitudes, à notre régime. Chez l'orateur obligé de parler après le repas, la capacité de la poitrine est diminuée par le développement de l'estomac, au détriment de l'intensité de la voix.

Les cavités de la bouche et du nez constituent des caisses de résonnance qui contribuent à l'ampleur, à l'éclat de la voix. Elles exercent encore, relativement au *timbre*, une importante influence. L'hygiène de la voix parlée ne peut donc négliger l'état de ces cavités.

L'*intonation* ou la *hauteur* de la voix dépend du nombre de vibrations exécutées dans une seconde par les cordes vocales. Elle n'est nullement influencée par les cavités buccale et nasale qui n'agissent que comme modificateurs du timbre.

Le *timbre* de la voix dépend, comme on le verra ci-dessous, d'un ensemble d'éléments très divers, fort difficiles à apprécier, d'où résulte pour chaque individu une voix propre, qu'on distingue aisément de toute autre. Comme les différents instruments de musique, les voix ont chacune un timbre particulier, caractéristique.

« Les différences de *timbre* dépendent, pour une forte part, de la disposition, de la forme et des qualités des parois des cavités de résonnance dont se compose le canal aérien sus-glottique ! L'expérience de tous les jours montre en effet qu'en s'exerçant à modifier la forme de ces cavités, l'homme parvient à changer le caractère propre de sa voix et à lui communiquer le timbre de telle ou telle autre voix connue : sur les petits théâtres de Paris, les imitations de ce genre sont fréquentes et parfois assez parfaites pour produire une illusion complète (1). »

On peut, à son gré, parler en timbre *clair* ou en timbre *sombre,* comme on peut à volonté prendre la

______

(1) Gavarret., *Phénom. physiques de la phonation et de l'audition,* p. 358.

voix de poitrine, de *fausset,* ou parler dans le médium de sa voix.

Ces définitions et ces principes sommairement rappelés, rattachons maintenant les variétés, les qualités et défauts de la voix naturelle à chacun de ses caractères fondamentaux.

Au point de vue de l'*intensité,* on distingue la voix pleine ou grêle ; la voix est large ou étroite, elle est menue, molle. Elle a des sons forts et éclatants, des sons doux ou flûtés.

De l'*intonation,* de la *hauteur,* de l'étendue de la voix dépendent les voix graves ou aiguës, les voix de poitrine ou les voix de tête, en un mot, le registre, le diapason plus ou moins élevé dans lequel chaque personne parle naturellement. Il en résulte des variétés très sensibles, encore que dans la voix articulée, le registre des sons employés ne dépasse guère une demi-octave (dans le chant, l'étendue de la voix dépasse d'ordinaire deux octaves (1), et que le registre

(1) On n'a jamais bien déterminé en quoi les sons articulés diffèrent des sons modulés ; cependant cette différence serait sensible, lors même qu'il ne manquerait à la voix qui forme la parole, que la permanence des sons qui constitue la voix du véritable chant. D'ailleurs, le caractère distinctif de cette dernière espèce de voix est de former des sons harmoniques et appréciables, dont on puisse non seulement prendre et sentir l'unisson, et que l'on puisse de plus exprimer par des signes faisant partie de notre système de musique. Dans la voix parlante, au contraire, les sons ne sont pas assez soutenus pour être appréciés, et les inflexions diverses qui les séparent ne présentent que des intervalles inharmoniques et incommensurables. (Colombat, *Maladies des organes de la voix,* page 44.)

RIANT.   4

de poitrine soit à peu près exclusivement en usage dans la voix parlée (1).

C'est au *timbre* qu'il faut rattacher toutes les autres variétés, tous ces défauts de la voix compris dans la formule de Quintilien : voix claire ou voilée, douce ou âpre, dure ou flexible, sonore ou obtuse. Ces voix désignées sous les épithètes : sourde, grossière, effrayante, raide, vague, grosse, vide, aigre, efféminée, offrent des défauts dont l'origine doit être recherchée dans le timbre de la voix. On dit que la voix est *égale* lorsque, dans toute sa portée, le timbre reste toujours le même. A une disposition contraire correspond la voix *inégale,* qui ne présente de sons agréables que dans une certaine partie de son étendue.

La voix *nasillarde* est une variété de timbre, qui ne résulte pas, comme quelques auteurs l'ont dit, de ce que l'orateur, en parlant, laisse échapper l'air à la fois, par la bouche et par le nez, au lieu de le laisser s'échapper seulement par la bouche, ce qui a lieu dans l'émission ordinaire, normale de la voix. Car, suivant l'observation de Muller, « d'une part, on peut

(1) Dans *la voix de poitrine,* la corde vocale vibre dans toute sa longueur et dans toute son épaisseur (ruban fibreux et faisceau du muscle thyro-arythénoïdien).

Dans *la voix de fausset,* la corde vocale vibre dans toute sa longueur ; mais non dans toute son épaisseur : le mouvement vibratoire n'intéressant plus que le ruban fibreux ; le faisceau musculaire reste relâché, d'où la sensation de moindre fatigue éprouvée, quand on parle ou quand on chante dans ce registre.

à volonté *parler du nez* avec les narines bouchées, comme avec les narines ouvertes ; d'autre part, que les narines soient ouvertes ou bouchées, la voix peut conserver son caractère normal. Quand on parle du nez, la cavité nasale est transformée en chambre de résonnance séparée. Dans ce cas, les dispositions de l'orifice supérieur du larynx, du voile du palais et de ses piliers impriment aux ondes sonores une direction qui détermine la prédominance de la résonnance nasale (1). »

Nous avons observé en maintes circonstances, que le timbre nasillard se produit et s'accuse, même au point de devenir insupportable, quand, pour se faire mieux entendre, l'orateur élève, force la voix, ou quitte la voix de poitrine pour le fausset. Il voulait parler plus fort, il parle plus haut. Bichat avait montré que la glotte se rétrécit un peu, quand la voix devient forte et éclatante. D'où la difficulté d'en augmenter l'intensité sans en élever le ton. Sous l'influence des modifications apportées aux cavités de résonnance, ou de l'action d'un courant d'air plus intense, on conçoit que le timbre normal soit modifié. Être informé du fait, et averti de la cause, c'est être mis sur la voie des moyens qui permettent d'atténuer un défaut très désagréable, sinon d'y échapper.

(1) Gavarret, *op. cit.*, p. 248.

On le voit par ces exemples, qu'il serait facile de multiplier, c'est le *timbre* qui a le plus d'influence sur les variétés de la voix, c'est le timbre qui lui donne ses défauts les plus nombreux et les plus graves, comme aussi ses qualités les plus précieuses.

Il est heureux qu'il en soit ainsi, car, si l'éducation ne laisse pas que d'agir sur *l'intensité* de la voix et sur son *étendue,* elle exerce une influence bien plus grande encore sur le *timbre*, et sur toutes les modifications qui en dépendent.

Le plus souvent, la voix présente une qualité qui domine ou qui exclut toutes les autres. Telle voix est harmonieuse, d'un beau timbre, et va droit au cœur; mais elle manque d'étendue et de portée. Telle autre voix est puissante, sonore, vibrante; mais elle est trop basse ou trop haute; elle n'a pas de médium. L'étendue de la voix articulée est déjà si restreinte, qu'il importe pour la variété, pour les effets, qu'elle ne reste pas limitée dans son même registre, bas ou haut : la monotonie est un écueil fatal à l'orateur, ce qu'il dit fût-il excellent.

Les voix complètes ayant à la fois la puissance, l'étendue et le timbre, sont rares comme tout ce qui est parfait.

Celles qui n'ont aucun de ces avantages, condamneraient l'orateur à des efforts sans compensation. Ce sont des instruments dont il ne pourrait jamais rien tirer.

Celles qui possèdent l'une ou l'autre seulement de ces qualités, sont des voix susceptibles d'être perfectionnées par le travail.

III

Préoccupé de la question pratique, nous n'insistons sur ces détails que pour en mieux préparer la solution. Quelques exemples y aideront mieux encore.

En les indiquant, nous n'oublions pas combien il est difficile, peut-être même impossible, de séparer la voix bonne ou mauvaise, des autres qualités ou défauts de l'orateur. Le génie, le talent font oublier la perfection ou l'insuffisance des instruments. La médiocrité du fond laisse à peine apercevoir les défectuosités de l'art (1).

(1) Loin de nous la pensée de ne voir dans l'éloquence que l'art et l'art seul ! « La fin directe de l'éloquence, dit excellemment Cousin, c'est de convaincre, c'est de persuader. L'éloquence a un client qu'elle doit avant tout sauver ou faire triompher. Que ce client soit un homme, un peuple, une idée, peu importe. Heureux l'orateur, s'il fait dire : cela est bien beau ! Noble hommage rendu à son talent; malheureux, s'il ne **fait** dire que cela, car il a manqué son but. Les deux grands types de l'éloquence politique et religieuse, Démosthène et Bossuet, ne pensent qu'à l'intérêt de la cause confiée à leur génie, la cause sacrée de la patrie et celle de la religion, tandis qu'au fond Phidias et Raphaël travaillent à faire de belles choses. » (Cousin, *Du Vrai, du Beau et du Bien*, p. 193.)

D'accord; mais, pour persuader, si l'argument est un moyen d'un ordre supérieur à la voix qui le fait entendre, qui ne sait

Essayons néanmoins, pour l'étude, d'éclairer par quelques exemples ou souvenirs de types bien tranchés, ce qui a été dit plus haut.

C'était une voix d'une immense portée, que celle d'un des missionnaires français les plus populaires, le P. Bridaine :

« Il avait un si puissant et si heureux organe, qu'il rendait croyables tous les prodiges que l'histoire nous raconte de la déclamation des anciens, et il se faisait entendre aussi aisément de dix mille personnes en plein air, que s'il eut parlé sous la voûte du temple le plus sonore (1). »

Quel organe que celui d'O'Connell parlant à ces foules immenses composant les fameux *meetings* irlandais !

On ne peut lui comparer parmi les vivants, que la voix d'un missionnaire irlandais, le P. Burke, réunissant en Amérique, autour de sa chaire en plein air, jusqu'à dix mille auditeurs.

Il convient d'ajouter à cet égard, que la puissance de la voix ne réside pas toute dans l'organe de la phonation. Certains orateurs, mal doués sous ce rapport, mais habiles à se servir du peu de voix

---

ce que gagnent ou ce que perdent les meilleures raisons à être présentées par un organe agréable, ou par une voix défavorable? Qui veut convaincre, ne doit rien négliger de ce qui peut y contribuer.

(1) Maury, *Éloquence de la chaire*, p. 57.

qu'ils ont, se font admirablement entendre. C'est un fait que l'on peut constater chaque jour, dans toute réunion de quelque importance.

Par contre, des orateurs doués d'une voix très puissante, et d'une forte poitrine, sont difficilement entendus malgré le fracas des sons; ils ne savent pas se servir de l'organe; ils prononcent mal, etc., ce qui prouve que l'organe n'est pas tout, même en cette matière, où il a tant d'influence, et que la part qui revient à l'éducation, à la direction de l'hygiène de la voix reste considérable.

Cicéron compte au nombre des dons naturels de l'orateur, de ceux qui « *Cum ipso homine nascuntur* » la voix *sonore,* c'est là assurément une qualité bien essentielle pour se faire entendre d'un vaste auditoire, et le dominer au besoin.

Dupin avait, indépendamment des autres qualités de l'orateur, une de ces voix sonores, qui entraînent les assemblées.

La voix *claire* porte plus loin que la voix naturellement ou accidentellement voilée. Elle conserve plus longtemps sa netteté et sa pureté. Il y a des orateurs dont la voix naturellement ou accidentellement voilée, s'éclaircit après un débit de quelques instants. Samson, rapporte dans ses *Mémoires,* que Rachel avait toujours dans l'émission des premiers mots, un peu d'enrouement; mais cela se dissipait bientôt, et sa voix gardait ensuite cette pureté, cette limpidité merveilleuses, que nulle fatigue et nuls efforts ne pouvaient altérer.

Le défaut des voix claires, c'est de devenir aigres, criardes.

La voix *voilée* ou *sombrée* naturelle, a, dans le chant, un charme qui lui manque dans la voix articulée. En outre, la voix voilée ou sombrée est sourde, et ne peut à distance être entendue distinctement (1).

Mais voici un caractère de la voix, plus précieux encore que la puissance ou l'intensité, que le timbre même, si grande qu'en soit l'influence : c'est l'accent *mélodieux*.

On peut citer comme type de voix mélodieuse, celle de *Massillon* : l'élocution avait chez cet orateur un charme infini.

Timon, dans son *Livre des orateurs,* dit de M. de Martignac, qu'à la tribune, « il modulait dans tous les tons sa voix de sirène ; son éloquence avait la douceur et l'harmonie d'une lyre ».

La voix de Lamartine avait la douceur d'une mélodie, c'était une voix vraiment faite pour chanter la poésie. Lamartine était un charmeur, même quand

____

(1) « Ce timbre (voix sombrée), que les chanteurs s'étudient à acquérir, résulte des conditions physiques de l'anche vocale, déterminées par la contraction des muscles intrinsèques du larynx, en même temps que des dispositions de forme et des capacités sus-laryngées, et aussi de la manière dont le souffle est réglé, ménagé, conduit... » (Gavarret, *op. cit.*, p. 360.)

il se fourvoyait dans la prose des affaires ou de la politique.

Ces exemples font comprendre comment certains orateurs ont pu produire sur leurs auditoires des effets surprenants, alors que leurs discours imprimés restent pour nous lettre morte.

La *voix sympathique,* tient non plus seulement à un des caractères analysés plus haut, mais à un ensemble de qualités peu susceptibles de définition. Elle doit beaucoup au timbre ; mais elle ne lui doit pas tout. Ce qui la constitue, c'est principalement l'émotion ressentie ou jouée par l'orateur ; elle donne à la voix un charme indéfinissable ; elle exerce une influence qui se transmet de proche en proche ; c'est un frisson qui parcourt l'auditoire.

Alliez ces heureuses qualités de la voix naturelle au génie, c'est alors la voix de Bossuet, cette voix « qui forçait les esprits, entraînait les cœurs, et ne permettait que le silence et l'admiration (1). » C'est la voix de Berryer, orateur incomparable à la tribune de la Chambre, maître inimitable au Palais, charmeur dans la conversation ; c'est encore la voix si pénétrante de Lacordaire :

« Il y avait dans son accent, presque au même degré que chez Berryer (cet autre roi des improvisa-

____

(1) L'abbé de Choisy, *Éloge prononcé à l'Académie française* en 1704.

teurs), ce quelque chose de poignant et d'inimitable qui atteint les cordes les plus intimes de l'âme, et qui, en trahissant la sincérité et la profondeur de l'émotion chez l'orateur, bouleverse et enlève l'auditoire. Je me souviens encore, avec un frémissement intime, de l'intonation désespérée de sa voix, lorsque, dans le tableau de la fragilité des affections d'ici-bas, il prononça ces mots : « C'est fini, à jamais fini ! » Qui nous rendra la magie de cette voix?... (1). »

Ce ne sont plus alors de simples organes qui fonctionnent, c'est tout l'orateur, c'est l'homme même, c'est son âme qui entre en scène pour ravir l'auditoire, au souffle de sa passion.

Par contre, il y des voix *ingrates,* que seul le talent parvient à faire écouter : la voix de Dufaure pouvait passer pour « un type de voix sans mélodie; mais elle était puissante et pleine d'une âpreté éloquente, quand elle était enflée par la passion (2). »

La voix de Thiers déplaisait singulièrement au début :

« Celui qui n'avait pas entendu sa merveilleuse parole, éprouvait d'abord quelque déception... De sa stature courte et sans noblesse, il dépassait à peine le marbre de la tribune; sa voix criarde était

______

(1) Montalembert, *Le Père Lacordaire,* p. 475, 477.
. (2) Barboux, *Discours prononcé à l'ouverture de la Conférence des avocats,* 5 décembre 1881.

impuissante aux accents solennels et pathétiques...

« Mais, peu à peu, sa diction acquérait de la force, une passion communicative animait, portait, poussait les raisonnements; la voix devenait vibrante, le geste dominateur, et le causeur se transformait en un orateur entraînant qui subjuguait les assemblées (1). »

IV

On objectera peut-être que ces voix harmonieuses ou discordantes, sympathiques ou ingrates, l'orateur ne se les fait pas, qu'elles constituent, soit un privilège de naissance, soit une infériorité organique; que, dans l'un et l'autre cas, l'orateur obéit à des conditions physiques, auxquelles il ne peut rien changer.

Sans doute, il y a des hommes heureusement doués, qui naissent avec un organe prédestiné, avec une voix d'orateur : voix pleine, sonore, capable de porter en plein air comme dans les parties les plus reculées d'une salle d'assemblée; ou de remplir la nef d'une cathédrale; mais surtout voix au timbre harmonieux, au ton pénétrant, voix qui s'insinue dans le cœur, qui séduit et entraîne, et

(1) Émile Ollivier, *Thiers à l'Académie et dans l'Histoire*, p. 63.

par un prodige de l'art, arrive à suppléer parfois aux qualités d'un discours d'ailleurs sans portée, sans chaleur et sans vie.

Chez d'autres, les aptitudes oratoires semblent à jamais entravées par un organisme rebelle.

Cependant, combien est grande encore, même chez les plus déshérités, la puissance de l'art et du travail patient! Que d'orateurs nous pourrions citer dans l'histoire de l'éloquence, que d'orateurs il nous a été donné d'entendre, qui n'avaient reçu de la nature qu'un organe ingrat; mais qui, par d'incessants efforts avaient su triompher des conditions les plus défavorables!

Cicéron n'a pas seulement affirmé l'importance de la voix dans l'action oratoire, et insisté sur la nécessité d'apprendre à l'entretenir et à en tirer parti. Qui, mieux que lui, ajouta l'exemple au précepte? Comme il sut, par une patiente étude, transformer cette voix « débile et âpre », — comme il la qualifiait lui-même, — pour en faire la voix la plus aimée parmi les grandes voix de l'éloquence antique!

Démosthène avait vaincu bien d'autres défauts naturels. Il avait corrigé le bégaiement de sa voix, en s'exerçant à parler au bord de la mer, la bouche pleine de cailloux : luttant ainsi contre les défauts de l'organe, contre les obstacles artificiels qu'il s'était imposés, et le tumulte des vagues, bien fait pour l'habituer aux clameurs de l'*Agora*.

Ceux qui n'ont entendu J. Favre que dans la maturité et l'éclat de son talent, ne se doutent pas de ce qu'il lui avait fallu d'études, d'efforts, d'exercices répétés, pour donner de la sonorité et de la chaleur à une voix primitivement sèche et sans ampleur.

Tous les acteurs ne naissent pas avec la voix admirable de Talma ; il y en a plus d'un qui se voient réduits à corriger sans cesse un instrument rebelle et ingrat, pour le rendre agréable et touchant.

Travail et volonté peuvent tout transformer. L'acteur Potier n'a-t-il pas fait couvrir mille fois d'applaudissements une voix réduite à un souffle ? Mme Dorval a su rendre sympathique une voix cassée et commune. Lekain est parvenu à faire que le plus défectueux organe parût être le mieux approprié à parler la langue du génie.

Enfin, il est certaines voix que l'émotion, la passion, la colère transforment et rendent désagréables. Tel était le cas d'un ministre distingué du dernier empire. Sa voix alors se voilait et on le comparait « à Démosthène avant les cailloux ». — Prévenu, l'orateur veillera avec soin dans ces passages périlleux.

Mais, dira-t-on, cela, c'est de l'art, ce n'est pas de l'hygiène. — Ces préceptes tiennent de l'un et de l'autre. Tant que cette voix ingrate ne portait pas, que d'efforts s'imposaient à l'orateur pour faire écouter, quand même, un instrument insuffisant, indocile ou

ridicule ! Quelle épuisante énergie ne fallait-il pas dé-
penser, pour qu'un souffle plus puissant animât cette
lyre, jusque-là sans âme, et en fît vibrer les cordes
rebelles ! Comme il fallait suppléer par le geste, par
la mimique, par l'éloquence du corps tout entier à
l'imperfection de cette souveraine maîtresse de l'action oratoire : l'éloquence de la voix !

Mais, le jour où l'orateur s'est fait, à force
d'étude, une voix plus étendue, plus sympathique,
il peut, au point de vue de l'effort intellectuel, non
moins que de l'effort physique, être désormais éloquent à meilleur compte.

La question intéresse donc l'hygiène tout autant
que l'art.

Examinons sommairement et sur quelques points,
à titre d'exemples, ce que l'orateur peut faire pour
conserver une voix naturellement bonne, pour lui
donner l'éducation, la direction nécessaires ; ap-
prenons-lui à éviter les causes capables d'altérer un
instrument si essentiel à sa profession, comme
aussi à remédier aux défauts, à l'insuffisance d'une
voix moins heureusement douée.

CHAPITRE III

LA RESPIRATION ORATOIRE

I. Minimum d'apprentissage pour tout homme qui veut parler en public.
II. Nécessité d'apprendre d'abord à respirer méthodiquement. Les orateurs enroués, essoufflés, quinteux, poussifs, par leur faute.
III. Les types respiratoires.
IV. Gymnastique respiratoire. Méthode d'un professeur de la Comédie-Française. Une consultation de M. Legouvé.
V. Quelques conséquences d'une respiration oratoire défectueuse.

I

On n'est pas orateur, si on ne s'est pas rendu maître absolu de sa voix. Il faut l'avoir assouplie, préparée à tous les effets oratoires, endurcie à toutes les fatigues ; alors seulement, elle devient un instrument docile, et capable de traduire tous les sentiments que l'orateur peut être appelé à exprimer.

Nous avons vu tant d'hommes aborder la tribune sans se douter de la nécessité de cette éducation préalable, qu'il nous paraît nécessaire d'indiquer sommairement en quoi consiste le minimum d'apprentissage indispensable à tout homme qui veut parler en public.

II

Et d'abord, qui ne sait pas respirer, ne sera jamais orateur. Eut-il l'organe le plus favorable, il l'aura bientôt épuisé. Au contraire, sait-il respirer, multiplier, bien choisir ses pauses, l'orateur pourra parler longtemps sans fatigue et se faire entendre d'une nombreuse assemblée, même avec la voix la plus faible. Il y a des lois physiologiques avec lesquelles il faut compter, et Cicéron fait observer justement que « l'étendue de la phrase est mesurée par les nécessités de la respiration (1). »

Mais est-ce donc chose si difficile que de savoir respirer ?

Sans parler des adultes, n'entend-on pas parfois des enfants, des vieillards causer, raconter avec une inépuisable faconde ? Et cela, certainement, sans souci de règles ni de principes? — C'est que la conversation nous laisse à nous-mêmes et que, dans la facilité de ses allures, elle s'accommode fort bien des nécessités de la respiration. Dans le discours, il n'en est plus de même. Le mouvement qui emporte l'orateur est aussi exigeant que le public est égoïste dans son attente. Se figure-t-on le besoin de respirer

---

(1) Spiritu, quasi necessitate aliqua, verborum comprehensio terminatur. (Cicéron, *De clar. Orat.*)

arrêtant sur les lèvres d'un Mirabeau, d'un Barnave, d'un Lamartine, d'un Jules Simon, l'expression d'une pensée que l'auditoire devine et se prépare à applaudir? — Que l'orateur respire, il le faut ; mais qu'il n'y paraisse pas, ou le charme est rompu.

Il est donc nécessaire que l'orateur sache approvisionner d'air ses poumons, régler sa respiration, lui donner le type le plus favorable, ménager son souffle, pour la durée convenable de l'expiration. Sinon, il est court d'haleine ; sa voix est saccadée, haletante, entrecoupée comme celle d'un asthmatique. Il peut même arriver, quand la respiration et la circulation se font mal, quand le rythme est altéré, que de graves désordres se produisent : tantôt la pression exagérée subie par les organes abdominaux déterminera des hernies ; tantôt la gêne apportée au cours du sang congestionnera les organes les plus importants : le cerveau, le poumon.

Plus directement influencés, les organes phonateurs souffrent de l'irrégularité de leur mise en jeu. Cherchant à racheter des moments d'impuissance, l'orateur s'épuise en efforts violents qui fatiguent les muscles du thorax ; sa voix s'éteignait tout à l'heure faute de souffle ; elle s'élève jusqu'au cri, maintenant que les hasards d'une respiration mal dirigée lui en fournissent les moyens.

Et quelle fatigue alors pour les cordes vocales,

quand la tension de l'air expiré, source des vibrations, varie ainsi brusquement (1) !

A la merci de ces fluctuations, alternativement faible ou forte, sourde ou éclatante, la voix ne peut se poser ; elle vacille, elle chevrote. Les muqueuses du pharynx, du larynx, sont irritées, congestionnées ; des granulations s'y développent, les sécrétions s'altèrent, les amygdales se tuméfient : que de causes capables d'influer sur le timbre de la voix !

Savoir respirer n'est pas un art nouveau. Quintilien le signalait déjà aux orateurs de son temps.

« Que la respiration ne soit ni trop fréquente, ce qui rend le discours saccadé, ni traînée en longueur jusqu'à défaillir, car le son de cette respiration poussée à bout est désagréable et, lorsque l'orateur veut reprendre son haleine, semblable à un plongeur qui sort de l'eau, il la reprend difficilement, longuement et à contretemps, parce qu'il le fait, non par un mouvement de sa volonté, mais par nécessité. C'est pourquoi, lorsqu'on a une période un peu longue à prononcer, il faut recueillir son haleine, et cela sans trop s'arrêter, ni avec bruit, ni trop manifestement (2). »

Mais comment l'orateur pourra-t-il s'assurer une

(1) Équivalente dans les efforts modérés de la voix à une colonne de 2 ou 3 centimètres de mercure, cette tension s'élève tout à coup, dans les cris violents, jusqu'à ne pouvoir plus être mesurée que par une colonne de 20 ou 25 centimètres.

(2) Quintil., *Orat. Inst.*, XI, 3.

respiration ample, se prêtant à toutes les nécessités de la parole, sans effort, sans retard, sans hoquet, sans reprise apparente ? Cette faculté ne s'obtient pas aussi aisément qu'on pourrait le croire : elle dépend d'un mécanisme dont le secret doit être connu.

Nous l'avons dit : c'est pendant l'expiration, c'est-à-dire le temps où l'air est chassé par le poumon, qu'a lieu l'émission des sons, constituant la parole ; c'est sous l'influence du courant d'air expiré que les cordes vocales entrent en vibration pour produire ces sons.

Il n'y a pas de difficulté quand la phrase, très courte, peut être prononcée pendant la durée de l'expiration. Mais, en général, la phrase oratoire ne s'accommode pas de limites aussi étroites ; il y faut donc apporter quelque artifice.

Si l'on admet, comme chiffre moyen, 16 mouvements respiratoires par minute, ces 16 mouvements comprennent : 16 inspirations et 16 expirations — ou 32 mouvements élémentaires.

Si, pour simplifier, on admet que la durée de l'inspiration et celle de l'expiration soient égales, chacun de ces mouvements durerait 1/32e de minute, soit environ 2 secondes (1).

____

(1) L'expiration, qui comme bruit, entendu à l'auscultation, est plus courte que l'inspiration (environ le tiers), s'effectue par un mouvem   plus long que celui d'introduction de l'air dans

Une expiration qui ne dure qu'environ deux secondes en moyenne, ne laisse qu'un temps bien court pour l'énoncé d'une phrase, si brève qu'elle soit.

La nécessité de parler distinctement, l'obligation de se faire entendre, ne permettent pas de hâter, au delà d'une certaine mesure, l'émission des sons qui entrent dans l'énoncé de la phrase : on ne peut rien gagner de ce côté.

Il ne reste que les moyens qui suivent : ralentir le mouvement expiratoire, afin de parvenir à prononcer la phrase entière pendant sa durée ; ou bien, si la phrase est trop longue, la prononcer pendant la durée de plusieurs expirations. Dans ce dernier cas, la fonction pulmonaire ne doit ni retarder, ni interrompre l'émission des sons, ni causer aucune gêne, aucun trouble ; il faut que rien ne révèle, entre chaque expiration, la rentrée de l'air dans les poumons, ou le mouvement respiratoire.

Enfin, l'expiration pourra encore être rendue plus longue, si l'on a soin, pendant l'inspiration, de faire pénétrer un volume d'air plus considérable dans les poumons.

les poumons (la durée du mouvement inspiratoire est à celle du mouvement expiratoire : : 100 : 140, d'après Vierordt et Liebmann). La voix articulée peut donc être distinctement émise pendant une durée au moins égale à celle du mouvement inspiratoire. (Béclard, *Physiol.*)

Or, ces différentes conditions sont réalisables par l'éducation, par l'exercice. Si l'expiration normale résulte presque uniquement de la mise au repos des agents de l'inspiration, et de l'élasticité des tissus pulmonaires, l'expiration prolongée à dessein par l'orateur, nécessite le concours d'un grand nombre de muscles : il y a lutte entre les muscles expirateurs agissant pour retarder et restreindre l'influence des muscles inspirateurs : les premiers tendent à diminuer, les seconds à augmenter les diamètres de la poitrine.

C'est un mode d'activité respiratoire quelque peu artificiel : l'exercice le facilite progressivement.

Quintilien avait résumé, en quelques mots, toujours vrais, les caractères de la respiration de l'orateur.

« Elle ne doit être ni courte, ni de peu de durée, ni difficile à reprendre (1). »

Combien d'orateurs s'enrouent facilement, ont la voix éraillée, cassée, après quelques phrases, et cela uniquement parce qu'ils respirent mal, et qu'ils ne connaissent, pour suppléer à l'insuffisance du souffle, d'autres moyens que de violents efforts et des éclats de voix aussi stériles que compromettants.

(1) Spiritus nec brevis nec parum durabilis, nec in receptu difficilis. (Quintilien, *Orat. Inst.*, XI, 3.)

Il faut aller plus loin. Il y a des degrés dans ces malaises, comme il y en a dans les lésions qui les produisent. Le début est marqué par la sécheresse de la gorge, puis vient l'enrouement, enfin l'aphonie plus ou moins complète.

Prenons un orateur qui, au lieu d'apprendre à respirer méthodiquement, a continué de lutter contre un enrouement malencontreux, dont il espère toujours se débarrasser par le « *hem* », par la toux, par les cris : si l'on examine l'état de sa gorge, le laryngoscope révélera qu'au moment de la phonation, les cordes vocales sont devenues impuissantes à se tendre et à se rapprocher, par suite de l'affaiblissement et même de la paralysie plus ou moins complète des muscles phonateurs (1) : état accidentel d'abord, susceptible de céder au repos, ou à une meilleure direction de la respiration; plus tard, état chronique qui rend l'exercice de la parole tout à fait impossible, ou prive définitivement la voix de beauté et d'harmonie.

---

(1) Un certain ordre de muscles a pour effet d'empêcher les lèvres de la glotte de se fermer, pendant que l'air est aspiré par le poumon : ce sont les muscles *respirateurs*.

D'autres muscles ont pour fonction de rapprocher les cordes vocales lors de l'émission des sons, de la parole : ce sont les muscles *phonateurs*.

III

On sait que dans la respiration normale, l'agrandissement de la poitrine, qui accompagne l'inspiration, se produit de haut en bas par la contraction du muscle diaphragme; d'avant en arrière et latéralement par l'élévation de la cage thoracique; que, quand l'un de ces deux mouvements l'emporte manifestement sur l'autre, il caractérise ce que l'on appelle le *type respiratoire diaphragmatique ou abdominal*, tandis que la femme, chez qui l'inspiration se fait surtout par l'élévation de la cage thoracique, offre le *type respiratoire pectoral,* ou *costo-claviculaire.*

On peut modifier, plus ou moins, le type normal, développer l'aptitude à tel ou tel type respiratoire, s'habituer à faire prédominer, ou le diamètre vertical, ou les diamètres transversaux, pour l'agrandissement du thorax.

Non moins que le chanteur, il faut que l'orateur se rende bien compte du mécanisme et des effets de ces deux types respiratoires, afin de développer celui qui entraîne le moins de fatigue.

Le type diaphragmatique abdominal est le type suivant lequel s'accomplit la respiration ordinaire, inconsciente. Comme il n'entraîne que le fonction-

nement du diaphragme, et ne déplace que les viscères abdominaux, il est beaucoup moins fatigant
que le type *claviculaire*. Ce dernier met en jeu
toutes les puissances musculaires destinées à mou-
voir la moitié supérieure du thorax. Les efforts pénibles dont s'accompagnent dans ce type l'inspiration
et l'expiration, sont une cause de fatigue, d'inflammation du larynx et d'altération de la voix.

IV

Par l'exercice, l'orateur doit s'efforcer de faire
dominer le diamètre vertical dans l'agrandissement
de la cage thoracique, et d'acquérir le type respiratoire abdominal. De l'abaissement plus accusé du
diaphragme, il résulte qu'une plus grande quantité
d'air est emmagasinée dans la poitrine; l'orateur
peut soutenir plus longtemps l'émission du son; le
discours se ressent moins souvent des interruptions
nécessitées par le besoin de l'inspiration (1).

Pour acquérir un type respiratoire si favorable,

(1) On peut juger de l'influence des inspirations plus ou moins
profondes sur le jeu des poumons, et sur la quantité d'air in-
troduite, par ce fait, constaté dans les expériences sur les animaux, que, dans les grandes inspirations, le poumon descend
jusqu'à la dixième côte, tandis que, dans les inspirations ordinaires, il ne descend pas au-dessous de la septième. (Béclard,
op. cit., p. 274.)

l'orateur doit se préparer par une véritable gymnastique pulmonaire.

Les acteurs ne dédaignent pas ces études préparatoires indispensables, et leurs professeurs en surveillent les progrès avec soin.

« Un artiste de la Comédie-Française, professeur de déclamation, a inventé une gymnastique pulmonaire pour faire respirer ses élèves. Il les fait aspirer très amplement, de telle sorte que la cage thoracique soit aussi remplie d'air que possible.

« Quand on donne à ce professeur un élève *mince*, au bout d'un an, il le rend *large*, et il prétend guérir la phtisie par ce procédé; mais il faudrait qu'il fournît des preuves à l'appui de son dire (1). »

Nul doute que, bien dirigée, cette gymnastique pulmonaire ne puisse être doublement utile comme préparation oratoire, et comme moyen hygiénique et prophylactique. Mais il faut que le point de départ de ces exercices soit une connaissance bien exacte des principes physiologiques.

Dans un livre charmant et plein d'excellents conseils, M. Legouvé a donné une indication qui pourrait induire en erreur l'élève lecteur. Un jeune professeur se plaignait de ne pouvoir lire tout haut, sans perdre la voix, sans que la fatigue l'obligeât à

____

(1) Dr Delaunay, *Compte rendu du Congrès d'hygiène de* 1872, t. II, p. 415.

s'arrêter; il était même sur le point de renoncer à une chaire récemment obtenue. M. Legouvé lui reproche de n'avoir, par suite d'une mauvaise attitude, fait travailler que le *haut* de ses poumons.

« Au lieu de respirer à pleins poumons, dit-il, vous avez respiré seulement du haut du poumon (1). »

Les physiologistes et les hygiénistes savent, les professeurs ne peuvent ignorer que les respirations modérées ne mettent nullement en jeu les sommets du poumon : c'est même sur ce fait indiscutable qu'est basée l'indication des grandes inspirations, des inspirations forcées, destinées à développer, à faire fonctionner les parties supérieures de l'organe, condamnées à l'inaction chez l'homme des professions sédentaires, chez l'homme de cabinet, ou même chez celui qui lit ou parle à voix peu élevée (2). La conclusion exacte est donc d'éviter toute attitude qui gêne, restreint le fonctionnement pulmonaire, et supprime, spécialement, l'activité des sommets de l'organe de la respiration.

V

On verra, au § vi, quelle relation existe entre une respiration mal dirigée, et les défauts de la *pro-*

(1) Legouvé, *La Lecture en action*, p. 34.
(2) *Hyg. du Cabinet de travail*, p. 177.

nonciation, et comment la connaissance exacte de la cause conduit au seul traitement rationnel, dont l'expérience confirme la valeur.

Certaines maladies, observées fréquemment chez les orateurs, semblent bien avoir pour cause une mauvaise méthode de respiration. On peut citer les hernies, comme exemple de ces maladies. Des hygiénistes, — qui le croirait, sans le lire? — ont songé à astreindre orateurs et chanteurs à l'usage d'un *bandage préventif.* C'est un régime qui a peu de chances d'être adopté!

Apprendre à bien respirer, à faire des inspirations plus fréquentes et moins profondes; devenir si bien maître du jeu de ses poumons, que, même dans les élans les plus pathétiques, on contrôle encore instinctivement les mouvements de son diaphragme, et qu'on modère sa respiration abdominale : voilà les vrais moyens prophylactiques rationnels, scientifiques. C'est là ce qu'il faut savoir, quand on est appelé à parler en public; et tel est le but de ce que nous appelons : l'éducation de la respiration oratoire.

CHAPITRE IV

L'ÉDUCATION ET L'HYGIÈNE DE LA VOIX

I. L'éducation de la voix en honneur chez les anciens. négligée par les modernes.
II. Les qualités qu'elle donne ; les défauts qu'elle corrige.
III. Voix forcée ; voix monotone ; voix souple, à inflexions variées. Exemples.
IV. Influence fâcheuse de quelques timbres naturels ou artificiels sur l'hygiène de la voix.

I

Une fois que l'orateur est maître de sa respiration, le moment est venu pour lui d'étudier la conduite de sa voix, d'en faire l'éducation, d'apprendre à la diriger.

C'est une préparation à laquelle les Grecs attachaient une extrême importance.

Théophraste nous apprend qu'il existait, de son temps, une profession spéciale, appelée φωνασκία, dont l'objet était précisément la culture de la voix. Après son échec devant le peuple, Démosthène prit des leçons de l'acteur Satyrus.

Les Romains eurent aussi des maîtres d'euphonie

ou *phonasques,* sous la direction desquels s'exerçaient leurs orateurs. D'après Suétone, Auguste
suivait assidûment les leçons d'un maître de ce
genre (1). Quintilien mentionne, à plusieurs reprises, les *artifices loquendi,* dont il regarde les conseils comme indispensables aux avocats.

Dans sa *Rhétorique,* Cicéron étudie, avec une
science consommée, un art qu'il pratiquait si bien
lui-même; il indique toutes les précautions à prendre pour conserver ou améliorer la voix de l'orateur.

Les modernes ont singulièrement négligé cette
partie de l'éducation. Que d'hommes abordent la
tribune ou la chaire sans s'y être préparés à ce point
de vue! J'ai interrogé bien des orateurs, et de tous
les genres; presque tous, — je ne parle pas des
suffisants, — m'ont exprimé le regret, très réel,
de n'avoir pas eu de maître, et d'avoir livré au
hasard la conduite de leur voix!

Parmi ceux qui ont dû faire seuls cet apprentissage, combien sont restés longtemps sans soupçon-
ner des fautes, des défauts qu'un maître leur aurait
signalés dès le début! Si favorablement doué que
l'on soit, que d'avantages ne pourrait-on tirer, sous
une bonne direction, d'une éducation raisonnée?
Sans doute, le génie découvre des moyens et des

(1) Suétone, *Aug.,* 84.

effets qu'aucun maître n'enseigne; mais le maître nous révèle des procédés, qui, pour n'être que de petits moyens, n'en sont pas moins très utiles, et ces procédés, le génie ne les rencontre pas toujours. Frédérick Lemaître, qui avait les éclairs du génie, et savait si bien dire, laissait apercevoir, dans plus d'un détail, qu'il n'avait pas reçu à temps les leçons d'un maître. Un jour vient où il est trop tard pour refaire une éducation manquée. Il y faudrait trop d'efforts; ou bien même, c'est fini, le pli est pris, les habitudes sont acquises, les défauts sont désormais impossibles à corriger.

II

Sans doute, il ne s'agit, ni de faire *solfier* les orateurs, ni de leur enseigner à *filer des sons;* mais, est-ce montrer trop d'exigences envers un homme qui veut parler en public, que de lui demander d'apprendre à *poser* sa voix, à en régler les repos, à ne pas *détonner,* à ne pas changer continuellement de diapason, à connaître assez la portée de son organe, pour ne pas lui permettre, soit de descendre au-dessous, soit de s'élever au-dessus du registre qui lui est propre, d'apprendre enfin à soutenir la voix pendant toute la durée d'un discours, et à lui donner l'ampleur nécessaire pour la faire entendre de toute une salle?

Que l'on n'objecte pas les difficultés. Est-ce qu'elles arrêtent les chanteurs? Les orateurs n'ont à leur service que la voix parlée, articulée; pourquoi reculeraient-ils devant une étude, devant des exercices capables d'ajouter, sinon à l'autorité, du moins à la puissance et au charme de leur parole? Il n'y a pas d'organe qui ne puisse gagner à ce travail.

Et cette éducation de la voix n'est pas seulement nécessaire au point de vue de l'art: l'hygiène de l'orateur la lui impose non moins étroitement, puisque les défauts de la voix, de la prononciation, du débit, indisposent l'auditoire, et, que, pour le ramener, l'orateur s'épuise en de nouveaux efforts, plus propres à achever l'organe qu'à en avoir raison. Si bon que soit le fond du discours, la forme l'aura compromis.

III

Ce ne sont pas seulement les grands défauts de la voix, comme l'insuffisance, le manque de portée, etc., qui peuvent avoir ces fâcheux effets.

Que dire de la voix forcée? Elle n'atteint pas son but: elle épuise rapidement l'orateur.

Quintilien recommande « de ne pas forcer notre voix de crainte de l'étouffer: l'effort la rend moins claire, elle semble étranglée ; le bruit qu'elle produit était désigné, chez les Grecs, par un nom qui rappelle « le cri des coqs encore incapables de chanter (1). »

L'orateur qui ne sait pas varier les effets, les intonations de sa voix, prive sa parole d'une des plus grandes et plus indispensables ressources de l'éloquence (2).

Maître de son organe, l'orateur élève, abaisse la voix, lui donne des inflexions diverses, selon le sentiment qu'il veut exciter chez l'auditeur. S'agit-il de provoquer l'indignation ou d'implorer la pitié des juges, il varie les accents de sa voix ; les effets en seront incontestables : les instruments, incapables d'exprimer la parole, ne sont-ils pas susceptibles, par leurs modulations, de produire sur l'âme des impressions différentes (3) ?

Parmi les orateurs de la chaire, il est difficile d'en citer un qui, mieux que Dupanloup, ait su conduire sa voix, et lui donner les inflexions les plus variées, suivant les exigences du sujet, et suivant l'auditoire.

La tribune parlementaire n'a pas fait entendre une voix plus souple, plus disciplinée, plus nuancée,

(1) Quintil., *Orat. Inst.*
(2) Cic., *Dial. tres de Orat.*
(3) Quint., *op. cit.*

plus modulée, plus capable de monter et de descendre, de se contenir et de se répandre, que la voix de M. J. Simon. Quelle variété d'intonations, quelle richesse d'effets !

On peut opposer à cette flexibilité de l'organe, à cette souplesse de l'intonation, une voix plus ferme, plus virile, comme celle de M. Chesnelong. Mais ne trouve-t-on chez celle-ci l'excès même de ces qualités, un ton trop soutenu, trop uniforme, les caractères attribués à l'éloquence de la chaire, transportés dans l'éloquence de la tribune ?

C'est qu'il y a pour le choix du ton des conditions multiples. N'en consulter qu'une seule : celle qui convient soit à la voix, soit au milieu, soit au sujet, ne suffit pas : on n'a pas fait assez, si on n'a tenu compte de toutes ces considérations et de toutes ces exigences.

D'où quelle vienne, la monotonie est un écueil que l'orateur doit éviter à tout prix.

La monotonie de la voix n'est pas seulement un supplice pour l'auditeur : quand l'orateur se condamne à ne mettre en jeu que les mêmes puissances vocales, à faire porter toujours sur les mêmes parties, les efforts, les tensions, les contractions d'une voix sans modulations, la fatigue est pour lui beaucoup plus grande. Or, cette monotonie, cause d'épuisement pour la voix, peut se produire dans tous les genres, chez le professeur, comme chez l'avocat ou le tribun. Cicéron nous apprend que Crassus renonça, d'après les exemples de Scipion et de Lélius, à la véhémence continue (1). Il compare les orateurs toujours emportés, à des boiteux qui vont à cheval, faute de pouvoir aller à pied (2).

IV

Le timbre de la voix, qu'il soit une des séductions ou un des défauts de l'orateur, au point de vue de l'art, a souvent une influence très importante sur l'hygiène vocale.

Parfois, le timbre naturel de la voix demande à être modifié par l'éducation, par l'étude, non seulement parce qu'il est désagréable, mais aussi parce qu'il est, pour le larynx, une cause de fatigue. L'abus du timbre de voix destiné à émouvoir, épuise rapidement les forces de l'orateur, et n'est pas moins pénible pour l'auditeur.

« La commisération, dit Cicéron, doit être de courte durée : rien ne sèche plus vite qu'une larme. » — Il ajoute ailleurs avec quelque malice : « Surtout quand il s'agit des misères d'autrui (3). »

Le précepte est vrai au physique comme au mo-

---

(1) Cic., *De Orat*, I., 60.
(2) Plutarque, *Cicéron*, 5.
(3) Cic., *De inv. rhet.*, l. I, LV.

ral. « L'exagération du timbre, c'est-à-dire l'emploi exclusif de tel ou tel timbre, avec la voix forcée, détruit également la voix, ou la prive pour le moins de ses qualités les plus précieuses.

« Ainsi, l'emploi du *timbre sombré*, quand même on se met à crier, rend la voix sourde, inintelligible à une certaine distance. Aussi, arrive-t-il souvent que les prédicateurs, les avocats, les tragédiens, qui emploient un timbre conforme au caractère grave, sérieux, triste du sujet, et forcent la voix, deviennent inintelligibles aux auditeurs un peu éloignés : d'autre part, le son devient criard, déchirant, avec le timbre clair dans la voix forcée (1). »

Mais, pour être efficaces, l'éducation, l'hygiène de la voix, ne doivent pas être appliquées seulement aux qualités ou aux défauts de la voix ; elles doivent intervenir encore, comme on va le voir, pour régler l'intonation, l'articulation, la prononciation, la diction oratoires.

(1) Mandl, *Hyg. de la voix parlée ou chantée.*

CHAPITRE V

L'INTONATION

I

Au moment où l'orateur prend la parole, il a tant de préoccupations diverses, qu'en général, il pense fort peu à régler le ton de son début, à bien poser sa voix, dès ses premiers mots.

Cependant rien ne mérite mieux de fixer son attention, car cette intonation initiale réglera le ton jusqu'à la fin du discours, et le degré d'aisance ou de fatigue, avec laquelle l'orateur continuera à parler.

S'il arrive que l'orateur songe à cette nécessité, il ne sait où consulter un diapason nécessaire, où prendre le « *la* ».

Les Romains n'y mettaient nulles façons, témoin ce fameux joueur de flûte que « C. Gracchus avait coutume de faire cacher derrière lui, quand il parlait en public, et qui, d'après Cicéron, lui donnait le ton sur une flûte d'ivoire, afin de relever sa voix si elle venait à baisser, ou de la faire redescendre, dans le cas contraire (1). »

C'étaient là les secrets de la *tibia concionatoria*. dont ne s'accommoderait guère la tribune moderne. Et cependant la nécessité de se mettre au ton juste, ne fût-ce qu'au début, n'en subsiste pas moins.

Un des plus célèbres acteurs de la scène française employait à cet égard un moyen fort ingénieux, pour débuter dans un ton qui fût bien naturel.

« Talma se faisait donner dans les coulisses, avant d'entrer en scène, le diapason convenable. —« Monsieur, voudriez-vous me dire l'heure qu'il est? » demandait-il par exemple, au premier venu.—Celui-ci répondait naturellement; de même, Talma disait : « Merci, monsieur. » Et, en entrant en scène, ses premières paroles étaient dites sur le ton dont il venait de prononcer le « Merci, monsieur » (2).

(1) Cic., *Dial. tres de Orat.*, l. III, LVI.
(2) Mandl, *op. cit.*

II

Ce qui est essentiel, c'est de parler avec la voix naturelle, c'est de prendre pour point de départ le ton ordinaire.

Il y a peu d'orateurs qui, pour une raison ou pour une autre, ne croient devoir choisir une intonation plus élevée ou plus basse. L'un, en élevant la voix, s'imagine lui donner plus de force, ignorant que l'intonation n'a rien à voir avec l'intensité de la voix. L'autre pense être plus solennel, en baissant un peu son diapason ordinaire. Mais alors, après un pareil début, comment aller jusqu'au bout du discours ? Comment éviter l'enrouement avec cette voix forcée ? Comment élever la voix, quand les nécessités du discours l'exigeront ?

Dans l'énoncé de toute phrase, affirmative, négative, interrogative, comportant un accent quelconque, l'intonation varie, suivant que l'expression de la pensée se modifie elle-même. Il en est ainsi pour un discours, qui, n'étant qu'une réunion de propositions, de phrases, doit avoir la même progression que la phrase elle-même. Or, la voix devant s'élever à mesure que le discours progresse, le ton du début doit avoir été calculé en conséquence.

Les chances d'erreurs sont moins nombreuses

pour l'orateur, s'il a pris au début un ton de voix naturel, s'il s'est placé plus près des conditions ordinaires de la conversation, où nul n'éprouve jamais de ce chef aucun embarras. Ajoutons que la voix sera toujours d'autant plus persuasive qu'elle sera plus naturelle.

Il importe donc d'éviter tout ce qui pourrait entraîner l'orateur à se maintenir dans les notes élevées ou basses de la voix; c'est dans le médium qu'il faut rester. Le ton bas du début, si la voix est large et sonore, produit un effet imposant; mais les auditeurs, d'abord séduits, se lassent bientôt de ces accents monotones, et de la difficulté croissante de saisir des notes qui, malgré les efforts de l'orateur, tendent sans cesse à descendre et à s'assourdir.

Le ton élevé n'est pas moins difficile à soutenir : il devient bientôt criard, et non moins fatigant pour celui qui parle que pour l'auditoire.

Quintilien disait : « Les tons moyens de la voix sont préférables, sauf à les animer ou à les modérer selon le besoin (1). »

La hauteur du son, de la voix, dépendant du nombre de vibrations des cordes vocales dans un temps donné, celui qui parle sur un ton élevé, doit augmenter la quantité et la rapidité de l'air expiré, c'est-à-dire qu'il augmente l'effort, en raison de la

(1) Quintil., *Orat. Instit.*, XI, 3.

hauteur donnée à la voix. Au contraire, quand on parle dans la voix de médium, toutes ces exigences sont diminuées, et, par conséquent, la fatigue est d'autant moins grande.

« Talma fut le plus grand théoricien de l'art dramatique; il en possédait tous les secrets; il connaissait le registre de sa voix, savait la conduire et risquait les inflexions les plus hardies, les plus familières, sûr qu'aucune fausse note, qu'aucune intonation ridicule ne viendrait nuire à la pureté et à la noblesse de sa diction. C'était de Molé qu'il avait appris le grand art de bien poser sa voix, et je l'ai souvent entendu raconter, à l'appui de cela, l'anecdote suivante :

« J'étais tout jeune, disait Talma, et venais d'entrer au Théâtre-Français, comme pensionnaire. J'exerçais mon art avec zèle et même avec ardeur. On m'avait chargé du rôle de Saint-Albin dans le *Père de Famille*. Or, dans la scène où Saint-Albin apprend de son oncle, qui s'oppose à son mariage avec une jeune fille pauvre, en lui déclarant qu'il le déshéritera, qu'il n'a pour vivre que 1,500 livres de rentes, le jeune amoureux s'écrie avec une joie délirante : « J'ai 1,500 livres de rentes!... » et à toutes les objections de l'oncle, il répond toujours avec une exaltation croissante : « J'ai 1,500 livres de rentes!... » J'avais joué cette scène avec tout le feu,

avec toute l'impétuosité de mon âge, et n'avais produit aucun effet. Tout en sueur, accablé de fatigue,
je rentrais désolé dans la coulisse, quand j'aperçus
Molé qui m'avait écouté attentivement. — « Tu as
fait là de la belle besogne! me dit-il; regarde dans
quel état te voilà! Tu n'as pas pour longtemps à
jouer la comédie, si tu continues à la jouer ainsi; et
pour quel résultat?... tu le vois... Sais-tu pourquoi
tu as laissé le public si froid?... parce que ta voix,
constamment placée dans les notes élevées, n'est pas
un seul instant redescendue dans le médium. Que
tu lances dans le haut : « J'ai 1,500 livres de rente! »
bien; mais tu dois ensuite revenir à un ton plus
grave lorsque tu dis : « Je travaillerai, elle sera
vêtue, nourrie, je n'ai besoin de personne! » —
« Écoute-moi, malheureux! » reprend l'oncle; et
Saint-Albin doit jeter encore avec plus de force ces
mots : « J'ai 1,500 livres de rentes! » — « Mais, in-
sensé... » — « Je sais bien que le monde me blâ-
mera, mais que m'importe? Sophie sera avec moi. »
Et alors, avec la plus grande passion, écrie-toi
encore une fois avec plus de force que jamais : —
« J'ai 1,500 livres de rentes!» C'est avec ces ombres
et ces oppositions que tu arriveras à l'effet. » —
J'écoutai avec docilité tout ce que me dit Molé, ajou-
tait le grand tragédien, surtout en ce qui concernait
le médium de la voix. J'ai dû à cela la moitié de
mon talent, et j'en fais aujourd'hui une des bases de

mon enseignement, base plus solide que cette inspiration si vantée (1). »

III

Une faute très commune au point de vue du débit oratoire, c'est de commencer les phrases sur un ton assez élevé, puis de baisser la voix graduellement, jusqu'à ce que les derniers mots aillent se perdre dans un murmure indistinct. L'effet en est regrettable à double titre : si rien n'est plus pénible pour l'auditeur condamné ainsi à n'entendre jamais, malgré ses efforts, qu'une série de propositions tronquées, rien n'est également plus fâcheux pour l'orateur lui-même : l'habitude de cette mélopée monotone, imposant aux mêmes parties des organes phonateurs un travail toujours identique, une fatigue sans cesse répétée.

Est-ce par fatigue ou inconsciemment, — car ce ne peut être par système, — que l'orateur, à la fin de chaque période, laisse ainsi tomber sa voix ; il faut qu'il s'étudie à la mieux ménager, à profiter de certains moments, de certains passages pour lui donner quelque relâche, surtout quand les auditeurs sont ou intéressés ou entraînés à peu de frais,

(1) Samson, *Mémoires*, XVI.

comme pendant les citations, les récits. Non seulement il donnera par là de la variété à son débit, mais il retrouvera ensuite tous ses moyens afin de faire entendre, dans la plénitude de l'effet oratoire, ces fins de phrases, si précieuses pour donner à la pensée une expression définitive et qui, jusque-là, se perdaient, au moment décisif, dans les dernières notes d'une voix expirante.

CHAPITRE VI

PRONONCIATION — ARTICULATION — DICTION
PONCTUATION

I. La prononciation. L'articulation. État de la bouche, des dents. Influence. Soins.
II. Les vices de prononciation. Défauts naturels, de terroir, de mode, etc.
III. Volubilité de la parole. Le sténographe aux abois.
IV. La diction. La plume, le pinceau, la parole.
V. La ponctuation, au point de vue de l'hygiène oratoire.

I

Démosthène, qui avait eu tant de peine à corriger les défauts naturels, de sa voix, regardait la prononciation comme l'élément capital de l'éloquence. La chose est évidente. Sans considérer le principe, au point de vue de l'art oratoire, nous tenons seulement à indiquer ici que celui qui prononce mal, qui articule mal, est bientôt victime de ce défaut : l'auditeur, lassé de ne pouvoir saisir ce que dit l'orateur et ne pouvant lui demander de parler mieux, l'invite à parler plus haut, et l'orateur alors, ne saisissant pas la cause exacte du mécontentement de

l'auditoire, s'efforce d'obéir à l'injonction qui lui est
·faite ; il s'égosille, se fatigue et s'arrête hors d'haleine : tout cela pour avoir mal prononcé, mal
articulé.

On ne saisit pas mieux ce qui est mal articulé,
même avec la voix la plus puissante, que ce qui se
dit à voix trop basse. Entendez-vous, au contraire,
les maîtres de la diction : l'âge ne leur a plus laissé
qu'un filet de voix ; mais, si bas qu'ils parlent, ils
prononcent avec une telle perfection, qu'on les
écoute avec un plaisir infini, comme ces artistes qui
disent encore avec tant de charme les mélodies
qu'ils ne peuvent plus *chanter*.

Quintilien a posé les règles de la prononciation
oratoire : « La prononciation sera claire, si d'abord
on a soin d'articuler entièrement les mots, au lieu
d'en manger une partie ou, comme font la plupart
des orateurs, d'en laisser tomber quelques syllabes :
ils appuient sur les premières en glissant sur les
finales (1). »

Bien articuler chaque mot, chaque syllabe, n'est
pas un mérite commun. Combien d'orateurs s'ima-
ginent que pour se faire entendre d'un grand auditoire, il suffit d'ouvrir largement la bouche en parlant, et de forcer la voix, de crier ! On peut, avec
cela, et malgré tout le bruit qu'on fait, être incom-

____

(1) Quintil., *Orat. Instit.*, XI, 3.

préhensible pour ses auditeurs. Savoir manœuvrer ses lèvres et s'étudier à articuler avec soin : voilà, le point essentiel. C'est le secret de quelques orateurs qui parviennent ainsi à faire saisir, par un large auditoire, une parole bien conduite, une voix qu'ils seraient incapables de forcer.

Mais celui-ci, par la suppression totale des e muets, rend inintelligible un discours où l'auditeur n'entend que le choc des consonnes qui se heurtent.

Celui-là, par une articulation exagérée des voyelles, étouffe les consonnes essentielles à l'intelligence des mots.

Beaucoup d'orateurs estiment au-dessous d'eux d'apporter tant d'attention à bien prononcer ; c'est un soin vulgaire à leurs yeux, et tout à fait méprisable ; ne sont-ils pas sûrs d'enlever leur auditoire par la profondeur de leurs vues ou la finesse de leurs pensées ? Faut-il leur rappeler que Bossuet, alors qu'il s'exerçait à la prédication, ne dédaignait pas d'aller entendre les pièces de Corneille, afin de se former à l'art de prononcer ? D'autres n'ont pas de parti pris. Mais ils oublient, dans l'entraînement du discours, qu'il faut toujours que la parole soit claire, par cette raison primordiale qu'il faut toujours être compris. Aux uns comme aux autres, il n'est pas inutile de recommander l'exemple de Mirabeau, dont la prononciation restait aussi correcte, aussi pure dans les emportements de l'audace et de la passion, que dans le mouvement réglé des déclarations les plus solennelles : cette merveilleuse netteté d'élocution n'était pas seulement un des enchantements de sa parole, c'était sur les esprits un moyen d'action, dont il connaissait la puissance et qu'il se serait bien gardé de négliger jamais.

II

Certains orateurs ont à lutter contre des dispositions organiques d'où résultent des défauts naturels de la prononciation, parmi lesquels figurent : le *bégaiement*, le *balbutiement*, le *bredouillement*.

Le *bégaiement* est caractérisé par la difficulté de prononcer un plus ou moins grand nombre de syllabes, ou par l'obligation de les répéter, au moyen de secousses convulsives, désordonnées.

Dans le *balbutiement*, la parole est hésitante, interrompue, mais ne présente plus de secousses convulsives. Le défaut semble correspondre à la faiblesse ou à la torpeur intellectuelle.

Le *bredouillement*, au contraire, est souvent le défaut des orateurs vifs, à l'esprit très prompt, chez qui les idées arrivent avec plus de rapidité qu'ils ne peuvent les exprimer : de là un parler confus, précipité, des mots à peine articulés, qui s'enchevêtrent et se confondent.

Il est évident que l'un de ces défauts, s'il était très accusé, interdirait la pratique de l'art oratoire. Mais chacun d'eux comporte des degrés où le mal est susceptible de guérison; et on pourrait citer plus d'un orateur de notre temps, très éloquent et très écouté, qui a triomphé, à force de travail, d'un bredouillement fort incommode.

Parfois, il suffit de modérer le débit, et de s'étudier à prononcer distinctement : de là l'utilité des exercices de parole dans une langue étrangère, qui ralentissent nécessairement le discours.

Colombat cite un professeur qui bredouillait, lorsqu'il faisait, en français, un court de droit français et qui, au contraire, parlait très distinctement, quand il faisait, en latin, un cours de droit romain.

Le même résultat est atteint par tout modérateur de la langue, qu'il soit *matériel*, comme les cailloux de Démosthène, comme les appareils mécaniques, qu'on met à demeure dans la bouche pour entraver la langue, ou *intellectuel*, comme tout exercice destiné à agir sur les organes, par l'intermédiaire de la volonté.

Parfois, c'est sur le rythme respiratoire qu'il convient de concentrer l'attention.

Combien d'orateurs, chez lesquels les défauts de prononciation tiennent uniquement à ce qu'ils ne savent pas respirer! Combien il en est qui articulent mal, combien qui bégaient ou bredouillent pour cette seule raison !

Dans le bégaiement, en particulier, l'expérience démontre que le mal tient en grande partie au désordre du rythme respiratoire.

Aussi les plus sûres méthodes de traitement de ce défaut si grave, à quelque degré qu'il existe, chez le futur orateur, sont-elles fondées sur une gymnastique, sur des exercices raisonnés, dont le but est de rétablir l'harmonie dans les fonctions respiratoires, ou de discipliner les organes de la phonation, et d'en replacer les mouvements sous le contrôle nécessaire de la volonté,

C'est encore par une succession d'exercices intelligemment conduits qu'on peut espérer triompher des défauts de prononciation, qui tiennent à la substitution d'un son à un autre, comme le *lambdacisme*, si rebelle à la prononciation des *l* ; la *blésité*, qui remplace une consonnance dure par une plus douce : le *z* par l's, le *t* par le *d,* le *g* par l's ; par exemple : une *zerbe,* un *zeval, la d'héière ;* enfin, le *grasseyement* qui supprime l'*r*, quand il ne l'altère pas.

« A la Comédie-Française », écrivait Mme de Girardin », Ligier, Beauvallet et Firmin sont les seuls qui sachent prononcer le français, le reste est quelque chose d'inimaginable... Une actrice supprime toutes les consonnes. Dans ses imprécations contre les dieux qui l'ont trahie, elle doit s'écrier : « Vous êtes de faux dieux ! » elle dit : « *Ou êtes eu au ieux !* »

Une autre dit à sa mère : « *ah baban, je suis bien badeureuse !* » Cela s'appelait avoir des larmes dans la voix (1) ! »

Colombat avait noté la difficulté qu'éprouvent les voix aiguës à prononcer les sons nasaux, surtout dans les notes élevées du *fausset : main* devient *ma ; matin,* devient *mata.* Il observait que chez les *ténors* et les *soprani,* les paroles chantées sont moins facilement saisies que chez les *barytons* et les *basses.* L'explication qu'il en donne est que, pour l'articulation des syllabes nasales, l'air doit sortir par le nez ; et que dans la voix de fausset, le voile du palais s'oppose à la sortie de l'air par les fosses nasales.

Les orateurs doués d'une voix aiguë, feront bien, quand ils élèveront la voix, de s'attacher à la prononciation des syllabes nasales, qui mal surveillées, deviennent absolument inintelligibles.

On devra aussi prendre garde aux défauts de prononciation qui tiennent à la paresse, à l'habitude, à la mode, au terroir. Le parisien de naissance élide certaines voyelles, et se fait reconnaître aux premiers mots. Il y a des vices de prononciation affec-

____

(1) *Lettres Parisiennes,* 1837.

tés, que l'on considère, à certaines époques, comme bien portés.

Les prononciations défectueuses comme *lorsqueu*, pour lorsque; *admirâble*, pour admirable, sont faciles à rectifier, à moins que l'orateur ne s'entête dans le patois de son pays d'origine, ou qu'un ami ne lui manque pour l'avertir.

Combien de nos orateurs modernes de la tribune, de la chaire ou du barreau, combien de professeurs, d'acteurs, doivent s'estimer heureux de parler devant des auditeurs moins exigeants que ne l'étaient les Grecs, après Périclès! C'était par des risées ou par des huées que ceux-ci relevaient la plus petite erreur de prononciation d'un acteur, la moindre expression provinciale d'un orateur. Platon lui-même craignait d'être tourné en ridicule dans les assemblées publiques (1), et l'on sait quel accueil le peuple fit un jour à la prononciation défectueuse de Démosthène.

On a vu quel rôle important jouent la langue, les dents, les lèvres, dans la prononciation des voyelles et des consonnes : l'état de toutes ces parties de la bouche mérite donc l'attention des orateurs (2). Les dents qui manquent doivent être remplacées. Celles qui irritent la muqueuse et portent atteinte à

____

(1) Euripide, *Oreste,* v, 279. — Platon, *Eutyphr.,* p. 1.
(2) « Imprimis vitia, si qua sunt, oris emendet. » (Quintil., *Orat. Inst.,* LI, XI.)

la netteté des surfaces de résonnance, doivent être traitées.

III

D'autre part, la prononciation pour être nette, exige que la parole ne soit pas trop précipitée (1). La volubilité du discours, ce que Cicéron appelle le « *flumen verborum* » (2), entraîne fatalement la suppression, la disparition de certaines syllabes, « *ne extremæ syllabæ intercadant* ».

Il n'est pas jusqu'à des mots entiers qui ne s'évanouissent dans le débit de certains orateurs. Il y a une limite de rapidité que l'on ne saurait dépasser sans devenir inintelligible, surtout à une certaine distance. Les lois de l'acoustique démontrent qu'il est impossible de faire percevoir distinctement plus de quatre syllabes en une seconde.

L'orateur qui, tout entier à ses pensées, laisse l'auditeur s'essouffler à le suivre, dans une sorte de course au clocher, s'expose d'abord au fâcheux ennui de s'entendre crier « plus haut ». S'il obéit à ce rappel, c'est au détriment de sa voix.

A parler trop vite, on s'expose fatalement à mal

(1) « Promptum sit os, non præceps ; moderatum, non lentum. (Quintil., *loc. cit.*)
(2) Cic., *Orat.*, XVI.

prononcer, à bredouiller, à balbutier, c'est-à-dire à violenter les organes de la voix, et aussi à troubler profondément le jeu de la respiration : l'orateur qui a ce défaut est sûr d'être mal entendu, et de s'essouffler rapidement.

Il faut enfin mettre en ligne de compte, par ce temps de publicité à outrance, que les orateurs qui parlent trop vite, verront à coup sûr leurs discours cruellement massacrés par un sténographe aux abois, à moins qu'ils n'aient à leur disposition, comme cela se voit aux Chambres, une légion de sténographes se relayant toutes les deux minutes.

IV

Mais combien d'orateurs négligent la diction, et croient avoir tout fait quand ils ont longuement médité, préparé le sujet d'un discours, dans le silence du cabinet.

Concevoir l'idée, c'est quelque chose sans doute ; mais l'exprimer, la communiquer, voilà la difficulté de l'art. Et l'on peut en ce sens, dire avec Montaigne, « que le travail est à l'accouchement et non à la conception. » On pensait clairement ; on parle avec obscurité. L'inspiration dont on était troublé tout à l'heure, on la traduit froidement, l'instant d'après.

Que de fois l'expression nous trahit dans notre propre cause !

C'est exact pour l'expression écrite ; combien plus encore pour l'expression parlée !

Il ne suffit pas, en effet, que l'idée soit belle, juste, vraie ; il faut encore qu'elle se manifeste, qu'elle sorte de notre âme, qu'elle touche l'auditeur dans ses sens et dans son esprit.

Bien fou qui se figure que le public devinera, interprétera, comprendra ce qui ne lui est pas formellement exprimé ; que sa pénétration ira au delà de ce qui sort de nos lèvres. Pour un auditeur qui fera cet effort, qui éclaircira de lui-même les points restés obscurs, qui achèvera l'idée incomplète, qui précisera la formule indécise, qui restituera, en vrai paléographe, ce qui manque à nos mots, à nos phrases, il y en aura mille, indifférents ou inhabiles à prendre pareille peine. Trop heureux encore l'orateur, si l'auditeur comprend tout ce qui est dit et prononcé intelligiblement !

La plume ou le pinceau a des ressources dont ne dispose pas la parole. Fénelon peut recommencer son Télémaque jusqu'à ce qu'un dernier manuscrit satisfasse enfin son goût si pur et si exigeant. — Virgile peut brûler son Énéïde ; Léonard de Vinci laisser la *Cène* inachevée, incapable qu'il se trouve de traduire ce visage du Christ, tel qu'il le voit aux cieux (1) ; il est permis à Buffon de recopier et de remanier jusqu'à dix-huit fois le livre : « *les Époques de la nature* », qu'il écrit à soixante-dix-huit ans.

L'orateur, lui aussi, voit l'idéal ; mais pour rendre sensible la perfection qu'il conçoit, il n'a que la durée si courte du mot qu'il va lancer. Pour lui, ni premier jet, ni retouches ; toute parole portera : si le trait n'a pas touché le but, c'est fini ; on ne s'y reprend pas ! Et la même loi régit l'action : tout geste est définitif.

Enfin, ce n'est pas assez d'avoir trouvé l'expression : il faut qu'elle entre dans l'âme de l'auditeur. C'est la fin de tout discours : il faut se faire entendre, il faut surtout se faire écouter.

Après la composition, l'exécution. Cette dernière partie est si importante que l'on oublie devant l'artiste, tragédien ou musicien, qu'il ne fait que traduire les idées d'autrui. La justessse du débit, la netteté des articulations de Rachel (2), la diction si simple, si naturelle de Talma, de Mlle Georges, ravissaient les spectateurs comme une musique délicieuse.

____

(1) « Quella (la testa) del Cristo lascio imperfetta, non pensando poterle dare quella divinita celeste che all' imagine di Cristo si rechiede. » (Vasari, *Vita di Leonardo di Vinci.*)

(2) Samson, *Mémoires.*

Que sera-ce pour l'orateur, auteur et de l'idée et de l'expression qui la rend?

Delille, peu après son entrée à l'Académie, où il succédait à la Condamine, fut nommé professeur de poésie latine au Collège de France. Il y eut un grand succès, et attira autour de sa chaire un nombre prodigieux d'auditeurs, charmés et retenus par une grâce de diction si séduisante, qu'il fut appelé le « *dupeur d'oreilles.* »

Les anciens tenaient singulièrement à l'harmonie du discours. Cicéron soutient que « sans le nombre, l'éloquence au lieu de dominer, verrait son pouvoir s'évanouir. Pour lui, s'exprimer sans harmonie, c'est se montrer étranger à l'art de la parole (1). »

Encore que la langue française soit bien moins harmonieuse et prosodique que la langue latine, quel merveilleux parti n'ont pas tiré Bossuet, Fénelon, Fléchier, Massillon, de l'harmonie du discours!

Mais comment attendre cela d'un peuple, qui n'apprend plus nulle part à parler, à lire, à dire, — ni au lycée, ni au séminaire, ni dans aucune de nos grandes écoles!

(1) Cic. *De Orat.,* 68.

V

Le bien dire n'est pas seulement une source de plaisir pour l'auditeur, c'est pour l'orateur un art salutaire, n'eût-il d'autre effet que de ménager ses forces.

Un exemple à l'appui :

Tout discours comporte des intervalles entre les mots. L'importance en est réglée par la valeur relative des idées, par le sens, et aussi, — par le besoin physiologique de respirer. Ces intervalles nécessaires, on les voit figurés, dans l'écriture, par certains signes qui ont leurs analogues dans les temps et les pauses de la musique.

Eh bien, que l'orateur néglige ces repos judicieux, qu'il parle sans ponctuer, il ne dénature pas seulement le caractère de ses paroles, il fait pire au point de vue de l'hygiène : il s'asphyxie.

M. Legouvé dit excellemment : « Celui qui ponctue bien, *en lisant,* respire bien, prononce mieux, et articule plus facilement. Bien ponctuer, c'est mesurer et modérer son débit, c'est distinguer les diverses parties d'une phrase ; c'est éviter la confusion qui naît de l'enchevêtrement des mots les uns sur les autres ; c'est interrompre à tout moment la psalmodie, et par conséquent avoir la chance d'y couper court; c'est être clair; par conséquent, c'est aider les autres à comprendre et se forcer à comprendre soi-même. »

Et, pour faire saisir que ce n'est pas moins indispensable pour ne pas s'essouffler, il imagine une comparaison assez frappante : « Vous connaissez, dit-il, ces sièges qu'on échelonne aux divers étages d'un escalier trop élevé, pour donner à celui qui monte le temps de reprendre haleine : eh bien, tous les signes ponctuatifs sont comme de petits tabourets disposés çà et là avec art, dans une phrase, pour en faciliter le parcours et l'ascension (1). » L'image est fort ingénieuse; mais nous demanderons au spirituel académicien la permission d'en contester quelque peu l'exactitude.

L'usage des sièges placés dans nos escaliers, est absolument facultatif, et de fait, il n'y a guère que les asthmatiques et les vieillards qui en usent.

La ponctuation, elle, n'est pas facultative; elle est de rigueur. Une respiration longue, d'amples poumons n'en dispensent aucun orateur. Qui en supprime les repos, ou en méconnaît la valeur, met sa respiration en péril, comme il défigure le sens de sa parole, et peut la rendre inintelligible. Le fauteuil

____

(1) *La Lecture en action.*

d'escalier nous invite à nous reposer au nom de l'hygiène; la ponctuation nous en fait une loi, au nom de l'hygiène et de la logique réunies.

Fauteuil ou non, l'orateur s'arrêtera donc, quand le sens l'exige, et que la respiration le demande.

CHAPITRE VII

DE QUELQUES CAUSES CAPABLES D'ALTÉRER
LE TIMBRE DE LA VOIX

I. Altérations ou modifications des organes phonateurs (états passagers ou permanents).
II. Le tabac prisé ou fumé. La cigarette.
III. Les poussières. Le froid. L'humidité.
IV. La manie du cache-nez. Ses méfaits.

I

On a vu que la bouche, le pharynx, les fosses nasales, le larynx, la poitrine, vibrent à l'unisson du son vocal produit dans la glotte.

Toute altération dans l'une des parties constitutives de ces organes, toute modification de leur état, peut entraîner une altération ou une modification correspondante de la voix. On comprend aisément, par exemple, que le durcissement graduel, l'ossification à laquelle l'âge soumet les cartilages du larynx, changent le timbre de la voix. Le vieillard a la *voix cassée*. Devant une lésion organique de ce genre, l'hygiène est impuissante ; mais voici des circonstances où elle conserve tout son empire.

11

Chez le priseur qui emmagasine de la poudre de tabac dans les cornets du nez, la muqueuse pituitaire qui tapisse les fosses nasales s'irrite, se congestionne, s'enflamme, s'épaissit, et par suite de cette altération, la voix prend un son aussi caractéristique qu'il est désagréable.

Que quelques grains de cette poudre soient entraînés sur la muqueuse du pharynx, l'irritation qu'ils y déterminent, passagère si le fait est accidentel, dégénère, si la cause persiste, en un état granuleux, et produit la voix rauque.

La *fumée de tabac*, par sa température et son âcreté, irrite, enflamme les muqueuses buccales et pharyngiennes ; elle détermine les lésions de l'angine granuleuse ou glanduleuse ; elle substitue à une surface lisse, unie, une surface rugueuse, mamelonnée qui peut changer entièrement le timbre de la voix la plus agréable (1).

(1) *L'Alcool et le Tabac*, 4e édition.

III

Les poussières portées par le vent sur les muqueuses du pharynx et du larynx, irritent aussi les organes producteurs de la voix.

Quant au froid, son influence à cet égard se mesure tout d'abord, si l'on compare la voix rude, rauque, brisée des hommes qui vivent au grand air, dans les climats froids ou brumeux, avec la voix musicale, mélodieuse des habitants de certaines contrées du midi, de l'Italie, par exemple!

Qu'il soit accidentel, qu'il se produise sous l'influence saisonnière ou climatérique, le froid peut déterminer l'inflammation et l'état catarrhal des muqueuses vocales : accidents aigus ou chroniques, suivant l'intensité, la durée ou la répétition de la cause. Ne déterminât-il que le vulgaire rhume de cerveau ou coryza, le gonflement de la pituitaire diminuant alors, dans les fosses nasales, le calibre du canal où passe l'air expiré, donne à la voix, résonnant dans cette cavité aux parois ainsi altérées, ce timbre trop connu que désigne assez bien la locution populaire : *parler du nez*.

Le froid, surtout le froid humide peut exposer à de bien plus sérieuses inflammations : angines ou pharyngites, laryngites, bronchites.

Que l'inflammation porte sur la muqueuse du pharynx ou du larynx, qu'elle règne à l'état aigu ou chronique sur les amygdales, et provoque l'allongement ou la chute de la luette, la voix considérée sous le rapport du timbre, de la flexibilité, de l'étendue, s'altère plus ou moins profondément. Une simple mucosité sur les cordes vocales, peut briser la voix (1); à plus forte raison une altération de la glotte : la voix est rauque, voilée, le timbre obscur, les sons deviennent sourds, la parole ne peut s'élever. C'est le premier degré, c'est l'*enrouement*. A un degré plus accusé, il y a *dysphonie :* les sons, incomplètement articulés, sont émis avec une douleur plus ou moins vive.

Enfin, la voix peut être tout à fait éteinte; c'est l'*aphonie,* résultant de l'altération des tissus enflammés, bien différente de l'aphonie purement nerveuse, qui se produit, par suite de l'émotion, chez les orateurs novices.

Chacun de ces états, sauf le dernier, réclame des soins médicaux, et, avant tout, le repos commandé par l'hygiène. C'est le cas de s'abstenir, si l'on peut,

(1) La présence sur les cordes vocales de mucosités perlées, provenant d'une irritation propagée du pharynx au larynx, cause une sensation de picotement, le besoin d'expulser un obstacle, un corps difficile à détacher, d'où l'effort, ou le « hem »; c'est cet accident que le vulgaire appelle : le « *chat* » dans la gorge. Les efforts répétés, au lieu d'en débarrasser, tendent à aggraver ce malaise par l'irritation nouvelle qu'ils déterminent.

dans l'intérêt des auditeurs, comme dans le sien propre. S'il faut absolument parler, nous indiquerons plus loin ce qu'on peut ajouter au verre d'eau sucrée traditionnel, pour parvenir à vaincre cette raucité de la voix. Qu'on n'oublie pas surtout la recommandation que nous avons déjà faite (1), à l'égard des « *hem* » dont la répétition ne ferait qu'augmenter la congestion de l'organe, et rendre plus complète et plus manifeste l'impuissance vocale.

A ne considérer ces affections que comme des accidents passagers, l'hygiène peut-elle en prévenir le retour? Peut-elle, au point de vue, non de l'orateur malade, mais de l'orateur délicat tout au plus, indiquer quelque mesure préservatrice? Examinons ce point.

Il ne saurait être question de s'abstenir de la parole dans les temps et les saisons défavorables pour la voix. « On ne me pardonnerait pas, dit Quintilien, de recommander d'éviter le vent, le brouillard, car si nous avons à plaider par un temps venteux, humide... abandonnerons-nous notre client? (2) »

Cette influence de l'humidité sur la voix n'est pourtant pas indifférente à connaître. La notion qu'on en a peut, au besoin, provoquer d'utiles résolutions : par exemple, un changement de climat,

(1) P. 70.
(2) Quintil., *Orat. Inst.*, XI, 3.

définitif, ou limité à la durée de la saison des pluies, soit comme moyen prophylactique, soit comme correctif à opposer à une prédisposition, à une susceptibilité trop accusées des muqueuses du larynx, du pharynx ou des bronches.

Mais, en dehors de ces remèdes extrêmes, dont l'application appelle d'ailleurs une consultation médicale en règle, n'y a-t-il pas, pour défendre de l'humidité la voix de l'orateur, certains moyens usuels, et rentrant dans le domaine des habitudes journalières? Oui, certainement, ces moyens ne manquent pas, et il importe d'en parler, parce qu'à leur égard, la science n'est pas d'accord avec l'opinion populaire.

IV

Que ce soit par instinct d'imitation, par habitude ou par manie, il n'est guère d'orateur, qui, sous prétexte de soustraire sa voix à l'effet des vicissitudes atmosphériques, ne s'affuble d'une cravate de laine, d'un cache-nez plus ou moins épais, et qu'il fait monter plus ou moins haut, de manière à ceindre le cou d'une triple ou quadruple enveloppe, quelquefois même à couvrir la bouche.

Le cache-nez de certains avocats. professeurs,

prédicateurs est légendaire. Rend-il au moins quelque service?

J'ai formellement combattu l'usage du cache-nez dans l'hygiène du lycéen (1). L'âge permet alors d'espérer que l'organe s'endurcisse.

Mais, pour beaucoup de ceux auxquels je m'adresse ici, le pli est pris, je dirai, le mal est fait.

J'entends déjà la réponse d'un grand nombre d'orateurs, s'autorisant du fait accompli, de l'habitude acquise, de l'impossibilité où ils sont de quitter le cache-nez, sans s'enrhumer, sans avoir la voix *prise*. Cependant l'orateur de la tribune, du barreau, de la chaire, le conférencier, ne peuvent aller jusqu'à la tribune, la barre, la chaire, le fauteuil, ainsi protégés. Ils sont bien forcés, pour être reçus, pour s'entretenir avec les uns ou les autres, d'ôter ce bâillon, et alors voici les courants d'air qui les assaillent, dans les antichambres, les couloirs, les escaliers, les passages de porte, etc. Le danger commence pour eux au moment où il faut enlever le cache-nez; il est d'autant plus grand qu'ils sont obligés de quitter plus tôt ce moyen protecteur, et que le mouvement, l'exercice ont augmenté la température de serre chaude dont ils se sont entourés. Le moyen produit ainsi juste le contraire de ce qu'on se proposait.

(1) *Hygiène et éducation des internats.*

Admettons même qu'il se rencontre un orateur capable d'organiser autour de lui un système de protection et de prévoyance si complet, si parfait, que tout refroidissement soit impossible, le cache-nez ne sera pas encore sans danger, car il n'y a pas de moyen d'une efficacité plus merveilleuse pour congestionner les parties ainsi enveloppées.

On a vu l'exercice de la parole appelant le sang vers les organes phonateurs, et congestionnant, de proche en proche, larynx, pharynx et parties avoisinantes : congestion inévitable, qui se produit pendant que l'on parle, augmente avec la durée et la fatigue de la parole. Mais, au moins, cet effet ne précède pas la mise en jeu des puissances vocales. Or, voici que l'ingénieuse prudence de l'orateur a trouvé le moyen de faire commencer plus tôt cet état congestif : le cache-nez assure cette congestion du cou et des organes de la voix, avant que l'orateur ait prononcé le premier mot de son discours.

Si l'on veut absolument conserver le cache-nez, qu'on le réserve au moins pour la sortie ; mais qu'on n'en fasse pas un vêtement ordinaire, un vêtement qu'on ne quitte plus.

Veut-on, au contraire, aguerrir le cou et le rendre moins vulnérable aux influences atmosphériques et hygrométriques, la plus singulière idée que l'on puisse concevoir est assurément de le plonger dans un véritable bain de sueur, au moyen de ces nombreux tours de bandes de laine, de flanelle, de tricot, de soie ou de drap. Rien ne saurait être imaginé de plus favorable pour augmenter l'impressionnabilité de cette partie du corps.

Nous examinerons, en traitant du *milieu* où l'on parle, quelle influence peut exercer sur la voix, sur son timbre, sur sa pureté, sur son étendue, la température de la salle où l'orateur porte la parole.

CHAPITRE VIII

HYGIÈNE DE L'ACTION ORATOIRE. — LE GESTE

I

Être orateur, ce n'est pas seulement savoir manier l'instrument de la parole, c'est faire une œuvre à laquelle l'organisme tout entier prend part : or, comme dit Hippocrate, « dans le corps humain, tout concourt, tout consent. » Après la voix, le geste, l'action qui l'accompagnent et la complètent. Ainsi l'œuvre oratoire montre elle-même l'unité de tout l'être, et la mise en jeu de toutes ses puissances.

II

Les anciens avaient donné à cette partie de l'*action* qui s'appelle le *geste,* une importance extrême.

Il nous est difficile aujourd'hui de ne pas considérer comme surabondants et puérils, certains détails auxquels il semble que les orateurs de l'antiquité accordaient tant de valeur. Mais comment juger un art, quand par suite de la transformation des mœurs, les termes de comparaison font défaut pour apprécier les conditions dans lesquelles il a brillé ?

Les anciens parlaient en plein air, et s'adressaient à des foules immenses. La voix la plus puissante était incapable de porter jusqu'aux derniers rangs de l'auditoire, et l'on sait que le *Forum* était une assemblée bruyante, où l'on n'épargnait aux orateurs, à certains jours, ni les vociférations, ni les injures, ni même les projectiles de toute nature. Pour ceux qui ne pouvaient entendre, la mimique suppléait à la parole. Elle était si bien entrée dans les habitudes des orateurs, qu'aujourd'hui encore, pour certaines écoles italiennes, elle demeure inséparable de l'éloquence, et qu'à Naples par exemple, on voit des orateurs très goûtés du public, pratiquer l'art du geste avec cette minutieuse recherche qu'y apportaient les Romains d'autrefois.

Nous sommes tentés de rire des prescriptions des maîtres, en matière de gestes, et cependant, n'avaient-elles pas leur raison d'être? Il fallait se faire comprendre des illettrés, des étrangers, comme des indigènes : le geste était un langage à la portée de tous (1).

Et puis, l'art oratoire était alors si important et si bien compris! Cicéron fait sentir que « ce n'est pas assez de voir ce qu'il faut dire, si on n'est pas capable de le dire avec aisance et agrément; qu'enfin ce n'est rien encore, si on ne sait animer ce qu'on dit, par la voix, le geste et le regard (2). »

Si l'auditeur est pris par l'oreille et séduit par la parole, n'est-il pas plus aisément encore conquis par les yeux? De là l'importance souveraine de l'attitude, du geste; voilà ce qui assure plus complètement et plus sûrement le triomphe de l'orateur (3).

« Le moine Wilbold, abbé du Mont-Cassin, qui avait vu saint Bernard, et qui avait été frappé de son éloquence, s'exprime ainsi à son sujet : « Cet homme vénérable, amorti par les jeûnes et les rigueurs du désert, est extrêmement pâle; il porte des traces si profondes d'humilité, de componction et de pénitence; il respire une si parfaite sainteté,

____

(1) Quintil., *Orat. Inst.*, xi, 3, 84. — Cic., *De Orat.*, 3, 59 ; *Orat.*, 17.
(2) Cic., *Brut.*, 29.
(3) Cic., *Dial. tres de Orat.*

qu'il persuade en se montrant et bien avant de faire
entendre sa voix. Il est doué d'un excellent génie
et de qualités extraordinaires; il parle avec simplicité; son élocution est claire, lucide et forte; son
action toujours facile et naturelle, son geste plein
de grâce et d'énergie. La vue de ce grand homme
vous touche, ses discours vous édifient, ses exemples vous portent à la vertu (1). »

Ses gestes étaient si éloquents, que, comme ceux
des orateurs romains, ils permettaient aux barbares
de deviner sa pensée exprimée dans une langue qui
n'était pas la leur.

Quand saint Bernard allait prêcher aux peuples
de Germanie, « il était écouté d'eux avec une attention surprenante. Les Germains semblaient entendre
sa parole, — qu'ils ne pouvaient comprendre, puisqu'elle était dans un idiome étranger, — plus pieusement que la traduction du plus habile interprète.
On aurait dit qu'ils sentaient la force de toutes ses
expressions, car ils se frappaient la poitrine, et les
larmes coulaient de leurs yeux (2). »

Nous avons vu, il y a peu de temps, se renouveler
ce merveilleux effet du geste sur des auditeurs incapables de comprendre le langage des orateurs. En
novembre 1882, les délégués des *Trade-Unions*, ha-

______

(1) Vilbaldi, abb., *Ep.*, 147.
(2) Alan, *Vie de saint Bernard*, cap. XIV. *Trad. in* Bourgain, *la
Chaire française au* XIIᵉ *siècle.*

ranguaient des ouvriers français réunis en foule.
Les orateurs s'exprimaient en anglais; et cependant, il arriva vingt fois que l'assemblée frémissante
éclata en applaudissements, avant que l'interprète
eût fait sa traduction. Ce que l'auditoire comprenait
si bien, ce n'était certes pas le langage parlé.

Pas d'éloquence, sans le geste, sans l'émotion. Cicéron va jusqu'à mettre en doute la sincérité de
l'orateur qui montre trop de froideur.

Calidius, habile en l'art de plaire, mais non de
persuader, reprochait un jour à Gallius d'avoir voulu
l'empoisonner. Comme il venait d'énumérer froidement toutes ses preuves, Cicéron n'hésite pas à
lui dire :

« Si tout cela, Calidius, était autre chose qu'une
chimère, est-ce de ce ton que vous en parleriez? Je
connais votre éloquence, et vous parlez avec chaleur
quand il s'agit des dangers d'autrui. Seriez-vous indifférent sur les vôtres? Où est le ressentiment de
l'injure, où est l'indignation qui arrache des paroles
touchantes et des plaintes amères de la bouche la
moins éloquente? Ni votre âme, ni votre corps ne
sont agités, vous ne vous frappez ni le front, ni la
cuisse, jusqu'à votre pied, oui, votre pied même qui
demeure immobile! Aussi bien, loin que vous ayez
échauffé nos esprits, nous avions peine à nous empêcher de dormir sur nos sièges (1). »

(1) Cic., *Brut.*, 80.

Qu'on juge du soin que le maître exigeait de l'orateur dans le règlement de ses gestes !

« L'orateur, dit-il, tiendra le corps droit et élevé ; il peut faire quelques pas, mais rarement et sans trop s'écarter ; qu'il évite encore plus de courir dans la tribune. Il ne penchera pas la tête nonchalamment, il ne gesticulera pas avec les doigts, il ne s'en servira pas pour battre la mesure. Enfin, qu'il règle tous les mouvements de son corps, qu'il conserve même, en se penchant, la dignité de l'action. On étend le bras quand on parle avec force, on le ramène quand le ton est plus modéré. Le visage, après la voix, a le plus de pouvoir dans cette partie de l'éloquence : quelle grâce, quelle dignité n'y ajoute-t-il pas ? Mais il ne lui faut ni affectation ni grimace. Réglez avec le même soin le mouvement des yeux, car si le visage est le miroir de l'âme, les yeux en sont les interprètes. Ils exprimeront, suivant la nature des pensées, la tristesse ou la joie (1).

« Dans les morceaux de dignité, l'orateur, sans changer de place, ne fera qu'un léger mouvement de la main droite ; son visage, d'accord avec ses paroles, exprimera la joie, la tristesse, ou le calme. Dans la démonstration, il avancera un peu la tête, car nous nous approchons naturellement de ceux que nous voulons instruire et convaincre. La narration admet

(1) Cic., *Orat.*, xviii.

volontiers la même attitude, la même physionomie qui conviennent à l'expression de la dignité. Dans la plaisanterie, nous donnerons à notre visage un certain air de gaieté, sans trop multiplier les gestes. Voilà pour les tons du simple discours. Dans la dispute, si le ton est continu, la gesticulation doit être rapide, les traits mobiles, les yeux vifs et perçants ; s'il est contredit, l'orateur porte sans cesse le bras en avant, il change de place, il frappe de temps en temps du pied droit, son œil est fixe et plein de feu. Dans le ton des grands mouvements, si l'on veut engager les auditeurs à faire quelque chose, on observera, tout en donnant au geste plus de lenteur et de gravité, ce que nous avons recommandé pour la dispute continue : si l'on veut les attendrir par la plainte, on tournera ses mains contre soi-même, on se frappera la tête ; quelquefois aussi, à un geste plus calme et plus égal, on joindra une physionomie abattue et troublée (1). »

Démosthène n'avait pas moins insisté sur la valeur de l'action : « c'était pour lui, la qualité capitale de l'orateur, celle surtout qui pénétrait, remuait les cœurs à son gré, et montrait l'orateur tel qu'il devait paraître (2). »

Quintilien allait jusqu'à préciser, d'après les *arti-*

(1) Cic., *ad Herenn.*, l. III, xv. *Trad.* Le Clerc.
(2) Cic., *Brut.*

fices loquendi, la hauteur exacte où doit s'élever la main.

« Les maîtres de l'art défendent d'élever la main plus haut que les yeux, et de la descendre plus bas que la poitrine ; à plus forte raison, est-ce un défaut de la ramener du sommet de la tête, ou de l'abaisser jusqu'à l'extrémité du ventre (1). »

On conçoit combien il était difficile, dans la pratique d'un art si compliqué, de ne pas dépasser la mesure.

On vit bientôt les orateurs, les avocats, au lieu de servir de modèles aux acteurs, se mettre eux-mêmes à leur école (2).

L'orateur Curion s'agitait tellement, il se jetait si régulièrement à droite et à gauche, que C. Jullius, dans un accès de moquerie, s'écriait : « Quel est cet orateur qui parle dans une barque (3) ? »

C'est à propos du même orateur que Sicinius dit, un jour, à un des consuls proposés, lequel était atteint de goutte, et tout entouré d'onguents et de bandelettes : « Vous ne sauriez assez remercier votre collègue Curion, car, s'il ne se fût tant agité, comme à son ordinaire, les mouches vous auraient dévoré (4). »

(1) Quintilien, *Orat. Inst.,* xi, 3.
(2) Cic., *De Orat.,* i, 34, 59 ; iii, 56.
(3) Cic., *Brut.,* 60.
(4) *Ibid.*

On croirait à une satire, lorsque Quintilien trace le portrait des orateurs de son temps : « Ils crient, ils beuglent, en élevant la main, ils sont hors d'haleine, ils se jettent tantôt d'un côté, tantôt d'un autre, ils s'agitent, ils gesticulent, ils secouent la tête comme des fous. Les entendez-vous claquer des mains, battre du pied la terre ; se frapper la cuisse, la poitrine, le front? Comment la multitude ne serait-elle pas dupe de cette mise en scène? Combien l'orateur instruit des règles de l'art en use différemment! Voyez comme il modère, varie, dispose ses paroles, comme il conforme son action à la vérité, et à la nature des choses qu'il doit dire, et s'il était une règle qu'il dût observer toujours, et sans exception, il ne voudrait jamais être ni paraître que modéré. Mais ceux-là croient se montrer forts, et ils ne sont que violents (1). »

Perse, pour nous donner l'idée d'un discours froid et languissant, dit que l'orateur n'a ni frappé le pupitre, ni mordu ses ongles.

« *Nec platæum cædit, nec demorsos sapit ungues.* »

Combien est différente l'attitude que prête à l'orateur grec cette belle statue d'Eschine, dont on voit le moulage au musée du Louvre, et dont l'original orne le musée de Naples! Quelle noblesse de main-

(1) Quintilien, *op. cit.*, l. II, c. xii.

tien! Quelle dignité sereine et pleine d'autorité! Seul, le bras droit s'écarte légèrement du corps; la main fait un geste et avec quelle mesure!

Les Romains s'éloignèrent bien vite de la perfection de leurs maîtres, de ces Grecs inimitables dans tous les arts; ils défigurèrent leurs modèles, et laissèrent sur leurs copies la grossière empreinte d'un art dégénéré.

III

Cette exubérance de gestes chez les orateurs romains d'il y a deux mille ans, nous la retrouvons encore aujourd'hui dans l'éloquence de la chaire, surtout en Italie, dans l'éloquence populaire des capucins. La pantomime d'un capucin est le miroir de son discours; ses mouvements suivent ses paroles, phrase par phrase, tandis que l'orateur du Nord détache seulement quelques gestes isolés. Dans un sermon sur les perfections de saint Joseph, le prédicateur indiquait jusqu'au son de voix du petit Jésus, de la Vierge et de saint Joseph, et les gestes étaient une pantomine continuelle, parfaitement adaptée aux personnages qu'il mettait en scène. Écoutons un témoin : « Trois choses qui nous manquent, rendaient les orateurs romains intelligibles à une foule immense; la musique du rythme, l'abondance des mots, presque synonymes, que nous ne pouvons méconnaître dans Cicéron; enfin, une pantomime qui, comme une basse continue, indiquait sans cesse le mouvement et la marche de la parole.

« J'avoue qu'il me faut faire quelque effort pour suivre, sans distraction, dans les pays du Nord, un prédicateur médiocre, tandis que je suis entraîné par un capucin italien. Quand je n'entends pas ses paroles, le son de sa voix et son rythme m'apprennent à peu près ce qu'il dit; quand deux ou trois mots m'ont échappé, le quatrième m'a tout appris, et quand je n'ai rien entendu, j'ai tout vu dans ses gestes (1). »

IV

L'empire de la mode prévaut surtout en France. C'est le pays de la mobilité et des contrastes. Le siècle de Louis XIV, lui-même, où tout respire un air de dignité, quelque peu solennel, n'est pas exempt de ce caractère. Voici Bourdaloue qui pousse à l'excès le principe de l'immobilité pendant le discours. Aussi, quand tout à l'heure, « sur cette statue de marbre, un frémissement va passer, l'auditoire en ressentira une émotion que n'ont jamais produite ces orateurs sans cesse agités (2). »

(1) Bonstetten, *Voyage dans le Latium.*
(2) Fénelon, *Dialogues sur l'éloquence.*

Bossuet est un génie trop spontané pour se laisser rien imposer d'étranger aux règles éternelles de l'art et du beau ; son admirable parole est secondée par un geste qui n'obéit qu'aux convenances du discours, et qui en rehausse dignement l'éclat.

Avec Massillon, c'est le retour de l'action pleine de simplicité et de grâce. On dit que l'irrésistible prestige de son geste faisait l'admiration de tous, même... des comédiens les plus renommés de l'époque.

Plus tard, on verra, tour à tour, dans la même chaire, celle de Notre-Dame, deux talents bien divers, deux grands orateurs, — Lacordaire et Ravignan : — le premier joignant à une parole pleine de vie et d'audaces, un geste admirable jusque dans ses hardiesses et dans sa fiévreuse agitation, geste bien fait pour cette éloquence, qui voulait remuer les indifférents du siècle, secouer, réveiller les endormis ; le second, trouvant, comme Bourdaloue, dans l'immobilité marmoréenne du début, un effet de puissant contraste pour mettre dans toute sa valeur le geste si sobre, les mouvements si modestes de la tête ou des bras, qu'il se permettait dans la suite du discours : gestes, mouvements, plus grands, plus éloquents encore, de tout ce long repos qui les avait précédés.

La tribune parlementaire a eu ses orateurs aux gestes passionnés, véhéments, désordonnés ; elle en a compté d'autres dont la physionomie était plus saisissante, dans sa froideur apparente, plus effrayante même que les masques les plus tourmentés.

Le barreau a connu des avocats qu'il fallait voir et ne pas entendre : ils ne valaient que par l'action. Combien d'autres ont passionné, émerveillé nos pères, et dont les plaidoyers, incapables de résister aux exigences de la lecture, nous feraient douter du talent de ces orateurs chez qui l'action tenait lieu de style ! Combien ceux mêmes qui ont réuni ces deux qualités maîtresses du grand art : le style et l'action, perdent encore à n'être que lus (1) !

(1) « La parole a eu ses flatteurs ; quoiqu'ils en aient pu dire, elle ne survit pas à l'occasion et au temps. C'est quand l'orateur est debout qu'il faut le saisir et le retenir tout entier ; avec le dernier son qui s'échappe de ses lèvres, la fleur de l'éloquence est tombée pour jamais. Aucun effort ne saurait la ranimer ; aucun art ne saurait en garder l'empreinte... La couleur, le trait, l'accent ! Le geste indigné ou suppliant tour à tour !... La voix émue, vibrante, pleine de larmes ou de colères ! La vie enfin, ce souffle enivrant de la parole qui fait de l'éloquence le plus puissant et le plus fragile de tous les arts ! Il n'y faut plus songer... tout cela s'est évanoui pour toujours. » (Rousse, *OEuvres oratoires de Chaix-d'Est-Ange*, préface.)

Cicéron avait déjà dit : ... carent libri spiritu illo, propter quem majora eadem illa quum aguntur, quam quum leguntur, videri solent. (*Orat.*, xxxvii.)

V

Certains orateurs ont des gestes favoris, instinctifs, automatiques, sans rapport avec le discours. C'est une digression mécanique de l'organisme qui, dans ce cas, a cessé de « *concourir* ».

J'ai vu un orateur déchirant de petits papiers et les laissant tomber, un à un, du haut de sa chaire, pendant qu'il traitait des questions de métaphysique transcendante.

Un conférencier promenait sur son pupitre des mains inconscientes ; pendant qu'il parlait, elles frottaient le meuble de haut en bas, de bas en haut, avec l'agaçante régularité d'un pendule. Seul, l'orateur ne paraissait pas se douter de cette action fort étrangère au discours.

Donnez à d'autres orateurs le sujet le plus anodin : ils ne laisseront pas pour cela d'ébranler de leurs poings la table ou la tribune, comme s'ils voulaient en mettre la solidité à l'épreuve.

Celui-ci joue sans cesse avec sa chaîne de montre, celui-là avec son lorgnon ; tel orateur prend et reprend son mouchoir ; tel autre passe continuellement sa main dans ses cheveux, ou semble, en se frappant le front à coups redoublés, vouloir en faire jaillir des idées trop rebelles : — « Frappe à la porte

tant que tu voudras, disait Swift, il n'y a personne
à la maison ».

Il est plus facile de ne pas contracter ces manies
que de s'en défaire. Il n'est pas toujours sans péril
de tenter d'en guérir trop brusquement ceux qui en
sont atteints.

Cousin, je crois, rapporte que Kant avait l'habitude de tourner toujours, d'un mouvement machi-
nal, le premier bouton d'en haut de son habit, pendant qu'il était en chaire, et tout le temps qu'il parlait. Ses élèves, que ce tic agaçait, s'avisèrent un
jour de couper ce bouton ; n'allaient-ils pas supprimer le tic du professeur ? Kant monte en chaire,
commence sa leçon ; mais bientôt ses doigts cherchent le fameux bouton, ne le rencontrent plus ;
Kant est *ébahi*, et bientôt il reste muet. Les élèves
avaient, sans s'en douter, coupé le fil de l'éloquence
du maître !

Donc, se surveiller pour éviter ces tyranniques
manies ; et quant aux tics des autres, prendre quelques ménagements pour les atteindre.

VI

Le geste n'est pas seulement commandé par les
exigences de l'art, il répond aussi à une nécessité
physiologique (1).

(1) L'hygiène des *Attitudes* sera traitée, Part. II, chap. II.

Si, tant qu'elle reste dans les tons modérés, la voix peut s'accommoder de l'immobilité des membres supérieurs, et, par conséquent, de la mobilité très restreinte de la poitrine, il faut, par contre, quand elle s'élève, ou quand le discours se prolonge, que les diamètres latéraux du thorax puissent s'étendre, que la capacité de la poitrine agrandie fournisse un réservoir d'air plus considérable à une dépense immédiate ou continue de ce souffle, âme de la parole. Les bras restent-ils appliqués sur les parois latérales, les avant-bras sur la partie antérieure de la poitrine, les mouvements d'expansion de la cage thoracique sont forcément limités, et la capacité pulmonaire, restreinte, ne peut suffire qu'autant que la parole reste contenue dans son intonation et modérée dans son intensité.

Observez le jeu du corps dans l'animation d'une conversation familière : votre interlocuteur fût-il un rustre, ses bras s'écarteront d'eux-mêmes du thorax, pour souligner son opinion d'un geste qui la mette en relief, tant cette mimique est naturelle, tant ce mode d'expression est un effet de l'instinct! Chez cet orateur primitif, le geste physiologique n'a pas besoin d'initiation : il correspond à une nécessité à laquelle l'homme obéit inconsciemment. Ces gestes primordiaux, d'intuition, ne sont peut-être pas d'une perfection irréprochable; mais ils suffisent à leur but physiologique : ils permettent la liberté des mouvements, et de l'expansion thoracique.

Le discours de nos orateurs est moins naturel que la parole d'un illettré; le rôle s'y fait sentir; le convenu y domine. Dans cette éloquence plus ou moins affectée, le naturel a été si bien chassé, que le geste apparaît, non plus comme une nécessité physiologique, mais comme un effet de l'art. Cela est tellement vrai, que l'orateur, loin de reproduire, à la tribune, ces mouvements heureux qui nous sont si familiers dans la causerie, est obligé, quand il aborde un rôle, de contraindre sa volonté, pour arriver à détacher quelque peu ses bras de sa poitrine, à galvaniser ses avant-bras et ses mains, à leur imprimer quelque signe de vie, à leur faire décrire quelque mouvement timide, et qui, pour être parfois bien gauche, n'en exige pas moins de laborieux efforts.

L'art reproche à ces orateurs immobiles de laisser les bras fixés au corps, les mains inertes et comme collées où elles s'appuient; l'hygiène prescrit à ceux qui parlent en public, d'animer les membres supérieurs, non plus seulement pour mieux agir sur l'auditoire, mais aussi dans l'intérêt même de l'orateur, pour favoriser l'amplitude de sa respiration, et doubler ses ressources vocales, en aidant au jeu de la poitrine.

L'art règle la mesure de ces mouvements, de manière à les mettre en rapport avec la nature des choses dites, avec les sentiments que l'orateur exprime et qu'il veut faire partager à ses auditeurs. Le moyen d'expression ne peut être en désaccord avec ce qu'il est chargé de traduire. Quel effet produirait l'ampleur, la violence du geste, quand l'idée est de celles qui doivent être exprimées simplement, sans éclat, d'une voix n'empruntant que *le clavier de récit?* Les gestes violents formeraient ici un accompagnement aussi déplacé que le jeu bruyant des pédales.

De même l'hygiène veut que la liberté des mouvements thoraciques permise, facilitée par un geste plus ou moins abondant et répété, soit donnée dans la mesure où la réclament les besoins de la dépense respiratoire.

Donc, au point de vue de l'art comme de l'hygiène, la sobriété du geste cadre avec la parole modérée, quand on expose ou que l'on décrit, par exemple. Le discours ou le passage du discours, animé, énergique : — affirmation, contestation, menace, expression de passion violente, — exige le geste abondant et nourri.

Que l'ardeur de l'action ne soit pas justifiée par le sujet, l'orateur n'est pas seulement ridicule : l'essoufflement résulte bien vite d'une mise en jeu des puissances inspiratoires, accumulant dans la poitrine une quantité d'air inutile, cause de gêne pour la respiration comme pour la voix.

Ces principes posés, il sera facile d'en faire l'application.

Mais il nous a paru essentiel de montrer qu'en ce sujet, où l'art semble régner en maître absolu, l'hygiène aussi a une part de direction précise : l'art qui s'inspire du beau et du vrai, ne peut en traduire l'expression qu'en se conformant à la donnée physiologique et hygiénique.

En somme, les gestes favorisent l'émission des sons, ils aident les muscles phonateurs, dont ils diminuent la fatigue par une heureuse division du travail. Enfin, en parlant aux yeux, ils permettent à l'orateur de se faire mieux comprendre, avec de moindres efforts de voix.

Nous ne dirons que quelques mots du *costume* de l'orateur, au point de vue de son influence sur la liberté du geste ou de la respiration, et du degré de protection qu'il assure, après les fatigues de l'action.

Combien on est tenté de se moquer aujourd'hui des exigences minutieuses des anciens sur la question du costume ! Que Quintilien traite dans ses moindres détails, l'habillement, le *Cultus* de l'orateur ; qu'il discute les plis de la toge, qu'il nous dise comment la robe devait être disposée au commencement, au milieu, à la fin des plaidoiries ; qu'il réfute l'assertion de Pline accusant Cicéron de laisser traîner sa robe pour cacher ses varices, en rappelant que les anciens laissaient tomber leur toge jusque sur leurs pieds, à la manière des Grecs, il nous importe assez peu.

Mais ce qui n'est plus sans intérêt, c'est d'observer que l'habillement chez les Grecs et les Romains laissait absolument libres les mouvements de l'orateur, ses gestes, comme le jeu de sa respiration.

Il est vrai que la mode changea plus tard. Tacite se plaint que, de son temps, la mode ait diminué l'ampleur du costume.

« C'est peut-être minutieux, peut-être ridicule; mais je veux le dire néanmoins, ne fût-ce que pour faire rire. Est-ce que l'éloquence n'est pas comme dégradée par l'habitude de ces manteaux si étroits, qui nous étreignent et nous enferment, pendant que nous nous entretenons avec les juges (1)? »

Au point de vue des gestes, il est bien possible que l'abus qu'en faisait l'orateur, fût en partie dû à l'extrême liberté d'allures laissée par le vêtement. Ce qui s'est vu, à cet égard, dans l'antiquité, s'est renouvelé plus tard; et c'est ainsi que Fénelon remarqua que parfois l'orateur trouvait dans les limites apportées au mouvement des bras par un costume moins ample, l'origine d'une modération bien nécessaire.

Comparant les orateurs de son temps aux orateurs de la chaire, dans la primitive Église, il dit :

(1) Tacite, *De Orat.*, xxxix.

« Maintenant, afin qu'un prédicateur ait bien fait, il faut qu'en sortant de la chaire, il soit tout en eau, hors d'haleine et incapable d'agir le reste du jour !

« Chez les orateurs de la primitive Église, la chasuble, qui n'était point alors échancrée à l'endroit des épaules comme à présent, et qui pendait en rond également de tous les côtés, les empêchait apparemment de remuer autant les bras que nos prédicateurs les remuent : aussi leurs sermons étaient courts, et leur action grave et modérée (1). »

Quelque inconvénient que puisse offrir la toge ou le costume de la chaire, rien, du moins, ne vient de ce côté, embarrasser les mouvements thoraciques. Rien n'y rappelle ces moyens de constriction dont abonde le costume moderne : cols, faux cols, cravates serrées autour du cou, ceintures étreignant la base de la poitrine (2). Comme si la parole, l'action, ne congestionnaient pas déjà assez la tête ! Et puis, que dire de la gêne, de la fatigue et de la chaleur qu'amène le port d'un double costume, la robe sur l'habit de ville, comme il arrive au magistrat, à l'avocat, au professeur ! Raisonnablement, il faudrait dégager le cou, et on ne quitte la cravate que pour le rabat, en gardant le faux col. Pour plaider, pour

(1) Fénelon, *Dialogues sur l'éloquence.*
(2) Des vêtements serrés peuvent diminuer du quart ou du tiers la quantité d'air qui circule dans l'appareil respiratoire.

parler dans l'atmosphère surchauffée d'une salle d'audience, d'une classe, d'un amphithéâtre, il conviendrait de se couvrir moins qu'au dehors, et l'on y est vêtu plus chaudement! Aussi, que de professeurs de Facultés se contentent d'apporter leur robe sur le bras, et de la déposer sur le rebord de la chaire, en attendant que le règlement ratifie cette protestation contre le costume! Et cependant le costume a du bon, témoin ce récit des impressions produites par une séance du conseil de l'Université d'Oxford :

« On nous a fait l'honneur de nous inviter à l'une des séances de cette assemblée. C'était un jour de *promulgation;* on parlait anglais. Rien de plus grave, de plus décent, de mieux ordonné que cette discussion. Chaque orateur parlait de sa place, à son tour, librement et sans craindre aucune interruption. La salle et le *costume* contribuaient à la dignité de la réunion. Le théâtre où elle avait lieu, est un vaste et imposant édifice, une espèce de chœur d'église, à fenêtres cintrées, à voûtes sculptées, garni de sombres boiseries de chêne qui montent jusqu'aux deux tiers de sa hauteur. Les deux rangs de stalles qui garnissent le pourtour, étaient remplies d'hommes d'un aspect vénérable, tous vêtus de leurs robes noires ou rouges, tous portant les insignes de leurs grades, les capuces fourrés qui retombent majestueusement sur l'épaule. Le *costume* n'est point chose indifférente dans une assemblée qui délibère ; c'est un avertissement et un frein. Nous rapportâmes de cette séance une impression profonde. Nous étions en terre classique ; nous pensâmes à Cinéas ; nous aussi, nous venions de voir un grave et digne sénat (1). »

Sans aucun doute, des hommes en redingote ou en habit, délibérant autour d'une table de conseil, ou devant le bureau d'un tribunal, font un tout autre effet, et peut-être même ont une autre manière de discuter. Plus simplement mis, il est possible qu'ils parlent plus simplement, ce qui ne serait pas un mal, loin de là ! — il peut arriver aussi, comme au Congrès des États-Unis, qu'ils parlent trop simplement. On a pour soi comme pour les autres, plus de respect quand le costume y porte.

Mais alors, n'est-il pas possible d'établir une sorte de conciliation entre une mise en scène nécessaire pour produire cet effet utile, et le maintien d'usages excessifs, surannés, ridicules ?. Enfin, la conciliation n'est-elle pas réalisable entre le besoin de rendre les réunions plus sérieuses ou plus solennelles, et les exigences de l'hygiène ? Il nous semble que le sérieux peut être obtenu sans les perruques à marteau encore en usage dans les tribu-

(1) Demogeot et Montucci, *Rapport au Ministre de l'Instruction publique sur l'enseignement supérieur.*

naux anglais, et que l'on pourrait faire cette concession à l'hygiène, comme on devrait affranchir les orateurs d'un surcroît de vêtements inutiles, lourds ou gênants pour la respiration, sous prétexte de costume. La conférence, moins solennelle en ses allures, a familiarisé avec l'habit noir et la cravate blanche ; elle a montré les personnages ou les professeurs les plus éminents, sous un costume plus simple, plus léger, plus hygiénique, qui n'a rien diminué de leur autorité, ni du respect auquel ils avaient droit.

DEUXIÈME PARTIE

LE MILIEU ORATOIRE

CHAPITRE PREMIER

FORME, DIMENSIONS
ACOUSTIQUE DU MILIEU OU L'ON PARLE

I. L'éloquence en plein air ; l'éloquence entre quatre murs.

II. L'acoustique de la salle où l'on parle. Conditions, probabilités.

III. Influence de la forme de la salle. Exemples. Types à la construction desquels n'a pas présidé l'hygiène.

IV. Influence des dimensions de la salle. Cubage de quelques édifices à l'usage du barreau, de la tribune, de la chaire, etc. Influence de chacune des mesures prises isolément : longueur, largeur, hauteur.

V. La portée de la voix. Moyen pour l'augmenter et reculer la grandeur-limite des salles. Le Trocadéro. L'Opéra. Solutions scientifiques et empiriques récentes. Conditions architectoniques et d'aménagement influant sur l'acoustique. Salles sourdes, sonores. Résonnances ; échos.

VI. Groupement des auditeurs. Planchers plats, inclinés, gradinés. Amphithéâtres. Galeries ou loges superposées.

VII. Profit que l'orateur peut tirer de ces notions pour la conduite de sa voix, et pour remédier sur l'heure à certains défauts de la salle où il doit parler.

VIII. Influence spéciale des grands auditoires.

IX. Température, état hygrométrique, viciation de l'air de la salle.

1

Il est fort différent de parler en un lieu tout à fait découvert ; sur une place limitée et dominée par des édifices, comme étaient le *Forum* (1) et l'*Agora,* ou bien entre les murs d'une salle close, aux dimensions plus ou moins grandes.

Quand, au temps d'Auguste, les orateurs romains abandonnaient le *Forum,* pour les temples ou les basiliques, ce changement provoqua plus d'une plainte, au nom du grand art menacé (2); mais les orateurs durent s'en accommoder aisément, pour l'allégement qu'il apportait à leurs fatigues.

Au moyen âge, l'éloquence reparaît de nouveau sur la place publique. C'est en plein air que, au concile de Clermont (18 novembre 1095), Urbain II prêche la croisade. La foule était si grande qu'il fallut sortir de la ville, placer l'estrade du pape sur une éminence. Mais, comme aucune voix humaine n'aurait pu porter jusqu'aux derniers rangs d'une pareille multitude, on dut échelonner, de distance en distance, des porte-voix chargés de répéter de rang en rang, phrase par phrase, les paroles pro-

(1) D'après des calculs faits pour établir quelle foule assistait au procès de Milon, « le *forum* aurait eu 200 mètres de long, et 100 mètres dans l'autre sens;... cela faisait une superficie de 20,000 mètres, sur laquelle 80,000 auditeurs ou spectateurs pouvaient facilement tenir. » (*Dezobry,* t. II.)

(2) « Ne pensez-vous pas que ces salles d'audience et ces bureaux dans lesquels on traite aujourd'hui la plupart des causes, ont nui singulièrement à la force de la parole? Il faut aux chevaux, pour montrer ce qu'ils valent, une lice et de l'espace; il en est de même des orateurs; leur éloquence faiblit et s'énerve, quand ils n'ont point une carrière dans laquelle ils puissent se lancer librement et sans frein... » (Tac., *De Orat.,* XLIX. Trad. Louandre.)

noncées lentement par le pape. On recourut, dit-on, au même moyen, quand saint Bernard prêcha la seconde croisade à Vezelay.

Les orateurs de la chaire, au xiie et au xiiie siècles, prêchaient souvent aussi en plein air, voire dans les champs : les laboureurs quittaient leur travail pour les venir entendre. La construction d'innombrables églises et cathédrales à cette époque ne mit pas fin à l'usage des prédications en plein air, qui se perpétua particulièrement dans les campagnes. Souvent, une petite chaire en pierre était adossée aux murs extérieurs ou aux contreforts de l'église, pour que le peuple pût entendre la parole sacrée. On voit encore un curieux spécimen de ce genre de chaire extérieure à l'église *Notre-Dame de Vitré* en Bretagne (xvie siècle). Quand, au xiiie siècle, saint Antoine de Padoue arriva à Limoges, sa grande renommée avait attiré une foule tellement considérable, qu'il dut parler au milieu des *Arènes*. Jusqu'au xve siècle, on voit les prédicateurs haranguer le peuple dans les marchés et les foires. Enfin, quand ils parlent pendant une procession, on élève au milieu d'un champ, d'un verger ou sur le bord de la mer une tribune élémentaire, un *scafaldus* où monte l'orateur.

Depuis, l'éloquence politique a aussi établi plus d'une fois ses tribunes à ciel ouvert. Est-il besoin de rappeler ces fameux *meetings* Irlandais, où des foules innombrables venaient applaudir la puissante parole d'O'Connell ?

En Angleterre, de nos jours, il n'est pas de ville où l'on ne se trouve face à face avec quelque orateur pérorant au milieu d'un carrefour. A l'approche des élections, notamment, ce ne sont partout que discours politiques, que professions de foi débitées en plein vent, par des orateurs juchés sur des estrades (1).

En 1871, au *meeting* de Greenwich, M. Gladstone, alors âgé de 62 ans, monté sur le baquet renversé d'un brasseur, haranguait un auditoire de 25 mille personnes réunies sur *Blackheath Common*. Et, pour le dire incidemment, il ne se contentait pas de lui parler par gestes, car on prétend que s'il parvint en quelques instants à ravir jusqu'à l'enthousiasme une multitude venue avec les sentiments les plus hostiles, il dut en partie son succès à une voix demeurée, malgré la soixantaine, aussi mélodieuse que sonore.

(1) « L'aspect du lieu des élections est curieux. On y distingue d'abord un vaste échafaudage élevé de dix à douze pieds au-dessus de terre, et qui paraît destiné à des spectateurs de courses : ce sont les *hustings*, l'appareil principal de la cérémonie. Au milieu, une petite balustrade posée à hauteur d'appui, indique la tribune ; au-dessus, une galerie avec des sièges et des pupitres est réservée aux sténographes des différents journaux, et l'orateur qui ne peut se faire entendre, borne ses efforts à leur dicter son discours, en se consolant par la pensée qu'il aura au moins des lecteurs. Devant l'estrade, la foule se presse. » (Lefèvre-Pontalis, *Revue des Deux-Mondes*, 1857.)

En Amérique tout se fait par *meetings* : meetings électoraux, religieux, littéraires, scientifiques, etc. C'est la patrie du *meeting*.

Que l'éloquence soit compatible avec les conditions que présentent des milieux si divers, c'est ce dont on ne saurait douter. En tenant compte de la différence des mœurs, de l'éducation, les extraits par lesquels nous pouvons juger de la prédication foraine au xiie et au xiiie siècles, ne sont pas indignes de tout parallèle, avec les chefs-d'œuvre dont l'éloquence sacrée a fait retentir nos temples.

De même, au point de vue de l'éloquence de la tribune, la parole d'O'Connell reste, en son genre, un modèle difficile à surpasser.

Mais quelles rudes fatigues ces harangues en plein vent doivent imposer à l'orateur! Quelle véhémence, quels poumons, quelle action animée, quelle voix sonore il faut pour y suffire! Quel art surtout est nécessaire pour se faire entendre dans un espace illimité, où aucune paroi ne vient arrêter, réfléchir, renforcer la voix, où même il faut lutter contre le vent, s'orienter pour que l'air en mouvement, au lieu de disperser la parole, la transmette intégralement au loin (comme il transmet le bruit des cloches et du canon)! En pareil cas, une voix puissante et sonore, est une arme bien précieuse sans doute; mais pour dominer l'agitation de l'air et le bruit plus gênant encore de la foule (1), il sera toujours moins utile de pouvoir crier, que de savoir faire écouter sa voix, quelle qu'en soit la force ou la faiblesse.

Plaçons l'orateur dans un milieu restreint, dans une salle close; les conditions ambiantes lui seront incontestablement plus favorables. Dans quelle mesure le seront-elles? C'est une question d'acoustique.

II

Rien n'intéresse plus l'orateur que de savoir s'il sera entendu, et au prix de quels efforts il pourra faire porter sa voix. Aussi doit-il s'attacher à connaître les propriétés acoustiques, favorables ou défavorables, de la salle où il va parler, et surtout faire précéder son enquête d'un examen préalable du

(1) Acrem enim oratorem, incensum, et agentem et *canorum*, concursus hominum forique strepitus desiderat. (Cic., *Brut.*, xcii.)

Ce devait être en effet un lieu singulièrement bruyant que le *Forum* aux jours des grandes affaires : que Caton défendît contre une émeute de femmes les sévérités de la loi Oppia, ou qu'il fallût avouer au peuple qu'Hasdrubal allait se joindre à son frère Hannibal contre Rome. Mais, outre les clameurs de l'auditoire, l'orateur devait encore dominer les mille bruits de cette place publique. Tout y passait, même les enterrements, et pour un qui, comme le convoi de Junia, fournit à Cicéron l'occasion d'un admirable mouvement dramatique, beaucoup ne devaient apporter aux orateurs que trouble et confusion.

local (1). S'il est très rare qu'on ait le choix du lieu où l'on parle, il est toujours possible, du moins, d'apprécier à l'avance, ce que vaut, ce qu'exige la salle imposée, et jamais on ne se repentira d'avoir été trop minutieux à cet égard.

Malheureusement, les conditions élémentaires desquelles dépend essentiellement la valeur acoustique d'une salle donnée, sont loin d'être familières à la majorité des orateurs. Comment en serait-il autrement, dans l'état de la science, au milieu des controverses des *acousticiens* et des architectes?

Et cependant, si complexes et si difficiles que soient les problèmes de *l'acoustique appliquée*, il y a, quand on se borne à étudier ce sujet par les côtés où il intéresse plus particulièrement l'hygiène des orateurs, quelques principes indiscutables, qu'il faut connaître : on en tirera bon parti.

Pour rester dans la donnée pratique de cette étude, pour répondre tout de suite aux plus pressantes préoccupations de l'orateur, relevons les plaintes les plus fréquemment exprimées et par celui qui parle, et par ceux qui veulent l'entendre :

(1) Le jour où un acteur débute dans une salle qu'il ne connait pas, si habile qu'il soit, il parle trop haut ou trop bas ou trop vite. Ce serait merveille, en effet, qu'il rencontrât le ton, le rythme convenables la note juste, sans avoir fait une visite préalable du théâtre où il doit parler ou chanter pour la première fois. L'expérience viendra, mais trop tard! Les maîtres ne l'attendent pas. Aux orateurs de prendre les mêmes précautions pour les salles où ils sont appelés à parler.

« La salle est trop grande, il y a des parties où la voix ne porte pas.

« Quelles que soient ses dimensions, la salle est sourde, la voix n'y résonne pas.

« La salle est sonore à l'excès : la voix y fait écho ».

Suave locus voci resonat conclusus (1)....

dit le poète. Il en faut bien rabattre.

Une salle étant donnée, quelles probabilités y a-t-il qu'une voix moyenne portera jusqu'au dernier rang des auditeurs ?

Partons d'abord de ce qui est le plus facile à apprécier dans ce rapide examen, et des conclusions qu'on peut tirer de la *forme* et des *dimensions* du local.

III

L'orateur doit être vu ; il doit surtout être entendu de toutes les parties de la salle ; et ces conditions nécessaires, la forme même du local permet de les remplir d'une manière plus ou moins satisfaisante.

Les salles destinées à recevoir des orateurs peuvent présenter toutes les formes. Il y en a de *carrées;* ainsi : les deux belles salles de conférences du pre-

(1) Hor., *Sat.*, l. I, iv.

mier étage, au Trocadéro. Les chambres ou salles d'audience des tribunaux ont d'ordinaire cette disposition, du moins elles s'en rapprochent.

Il y a des salles de forme *rectangulaire*, présentant deux côtés opposés beaucoup plus longs que les deux autres. Un type fort curieux de ce genre de salle, était la *salle de carton*, ou salle provisoire de l'*Assemblée nationale* en 1848, élevée dans la cour du palais de la *Chambre des Députés*. Comme on avait eu la malheureuse idée de placer la tribune sur un des petits côtés de ce rectangle, les auditeurs siégeant vers l'autre extrémité, ne pouvaient rien entendre.

Nos églises représentent, en général, des rectangles très allongés. Le prêtre qui parle de l'autel est trop éloigné ; il est mal entendu de la majorité de ses auditeurs. Quand il parle de la chaire, placée le plus souvent vers le milieu d'un des longs côtés, il se fait entendre aisément de ceux qui sont en face de la chaire ; il ne parvient à faire porter sa voix à droite et à gauche, qu'en se tournant alternativement de chaque côté. Aussi, quand le nombre des auditeurs est restreint, ceux-ci, libres de choisir une place favorable, ne manquent jamais de se mettre en face de l'orateur, en formant un éventáil, un triangle, dont celui qui parle occupe le sommet. Ce fait en dit plus que toutes les théories.

La grande salle du Congrès, à Versailles, représente aussi un *rectangle allongé,* sur l'un des longs côtés duquel est placée la tribune.

La salle des fêtes de la Sorbonne a la même forme et la même disposition.

Des salles complètement *circulaires* ont été accidentellement mises à la disposition des orateurs; on peut citer comme exemples, les deux grands cirques de Paris.

Mais la forme qu'on rencontre le plus communément dans les salles spécialement destinées à la parole publique, c'est la forme *semi-circulaire.*

Lorsque « la Convention, par décret de l'an III, ordonna la construction de la *salle des Cinq-Cents,* les souvenirs d'Athènes et de Rome remplissaient tous les esprits ; sous l'influence du peintre David, on ne rêvait que résurrection de l'antique. Dans l'impossibilité de faire revivre le *Forum,* la forme du théâtre romain, cet édifice destiné à une grande réunion d'hommes, se présenta naturellement à la pensée du législateur et des artistes : il parut d'ailleurs séduisant d'adopter cette disposition où tous les regards venaient converger sur un point qui devait être la tribune (1). »

Le type semi-circulaire n'a pas été seulement adopté pour nos assemblées politiques (Chambre des

______

(1) De Joly, *Rapport sur l'installation des Parlements d'Autriche et d'Allemagne,* p. 53.

Députés, Sénat) ; on l'a admis également pour les amphithéâtres de nos écoles de Droit, de Médecine, etc. C'est encore, d'après l'auteur que nous venons de citer, l'influence des traditions historiques ou locales qui a déterminé la forme des assemblées politiques, en Angleterre, en Allemagne, en Autriche, en Italie, en Portugal et en Espagne.

Nulle part, les considérations tirées de l'acoustique n'ont présidé au choix de ces types (1).

On aurait pu espérer que l'engouement qui s'est produit pour les conférences, aurait suggéré, dans l'intérêt d'un genre nouveau, l'idée d'un type spécial mieux étudié. Il n'en a rien été.

On s'est contenté de locaux quelconques, tels quels, ou sommairement appropriés.

Un plan, conçu dans un but hygiénique, n'apparait pour la première fois que lors de la construction de la grande salle des fêtes du Trocadéro. L'auteur du nouveau projet de la Chambre des députés, M. de Joly, nous fait aussi espérer une application des principes intéressant l'hygiène des orateurs. Il est impossible d'étudier ici, dans le détail, les qualités et les défauts que comportent les différentes formes de salle que nous avons énumérées, nous

____

(1) Il est juste de dire qu'en 1851, un savant proposa de construire la salle des séances de l'assemblée politique sur le plan d'un *porte-voix!* Ce projet n'a pas été réalisé. (*Mag. pitt.*, 1851, 1re livr.)

TABLEAU INDIQUANT LA FORME ET LES DIMENSIONS DE QUELQUES SALLES OU ÉDIFICES A L'USAGE
DES ORATEURS,

OU ÉVENTUELLEMENT MIS A LEUR DISPOSITION (1)

USAGE.	DÉSIGNATION DES SALLES.	LONGUEUR.	LARGEUR.	HAUTEUR.	SUPERFICIE.	CUBAGE.	NOMBRE MAXIMUM D'AUDITEURS.
		m.	m.	m.	m. q.	m. c.	
Salles de Cours...	Grand amphithéâtre de la Sorbonne (rectangle allongé) avec loges latérales.	27	10	7	270	1,890	1,500
	Salle Gerson, place Gerson........ (rectangle allongé)	22	12	9	264	2,376	550
	Grand amphithéâtre de l'Ecole de Droit (semi-circulaire).	23 de diamètre.		11	225	2,475	1,400
	Grand amphithéâtre de l'Ecole de Médecine (semi-circulaire).	24 de diamètre	12		226		750
	Amphithéâtre de l'Observatoire.... (rectangle allongé)	18	14		262		700
	Grand amphithéâtre du Conservatoire des Arts-et-Métiers.				221		500
	Grande salle des fêtes au Trocadéro (ovoïde).	50 de diamètre.		30	4,000	120,000	4,665
Salles de Conférences.	Salle des Capucines (boulevard).. (forme irrégulière)	15	12	3	180	540	400
	Grande salle de la Société de Géographie (rectangle allongé).	16	13	8	208	1,664	500
	Grande salle de la Société d'encouragement pour les Sciences, rue de Rennes (rectangle allongé)	17	8		136		300
	Grande salle de la Société d'Horticulture, rue de Grenelle (rectangle presque carré).	20	(avec bas côtés) 22		440		1,200
	Salle Albert-le-Grand, 222, Faubourg Saint-Honoré (forme de chapelle).	49	18	16	382	14,112	
	Cirque d'hiver........	60			2,820		4,000

Catégorie	Lieu	Local						
Salles d'audien des cours et tribunaux.		5e chambre du Tribunal civil					508	
	B. Rouen	Tribunal civil. Salle des assises..........	26	13	7	328	2,296	
		Salle des audiences civiles.	13	8	8	104	832	
		Salle de police correctionne	18	11	9	5 198	1,737	
		Cour d'appel. Audiences solennelles	18	11	8	198	1,584	
		Appel civil.............	13	10	7	130	910	
		Appel correctionnel......	13	10	7	130	910	
Édifices religieux.		Eglise Notre-Dame-de-Paris.......	126	48	33	6,048	199,584	6,000
		Cathédrale de Rouen...........	136	32	28	4,352	121,856	
		Eglise Saint-Ouen de Rouen......	137	25	32	2,425	77,600	
		Cathédrale d'Amiens...........	138	32	44	4,416	194,304	
Locaux parlementaires.	Paris......	Chambre des députés (Palais Bourbon) (semi-circulaire)	31 de diamètre.		16	388	6,208	députés 579 public 700
		Salle du Sénat (Luxembourg)..... (semi-circulaire)	29 (id.)			330		sénateurs 325 public 447
	Versailles..	Salle du Congrès (Versailles)..... (rectangle allongé)			18	590	10.620	900 membres
		Chambre des Lords (Westminster). (rectangle allongé)	29	14	14	406	568	
	Londres ...	Chambre des Communes (id.).....	19	14	12	266	3,192	656 membres
		Institut, salle des séances publiques (circulaire)	12 de diamètre.			114 plus les amphithéâtr. et les loges.		350
Académies		Académie de Paris. Sorbonne (*ut supra*).............						
		Académie de Médecine (rue des Saints-Pères) ancienne chapelle.	17	9	»	153	»	

(1) Pour plusieurs de ces locaux, il n'existait pas, ou nous n'avons pu nous procurer de plans cotés ; mais les mesures indiquées, toujours en chiffres ronds, ont une exactitude suffisante pour le but que nous nous proposons ici.

nous bornerons à quelques observations, à quelques exemples.

Il y a telle forme qui influe singulièrement sur l'acoustique. Ainsi, quelle différence à ce point de vue, entre les églises gothiques, aux dimensions souvent excessives, aux formes anguleuses partout multipliées par l'ogive, et les édifices grecs, les églises byzantines, où voûtes, piliers, plafonds, tout est si harmonieusement arrondi, où les proportions sont si bien calculées !

La forme semi-circulaire des salles, qui nous apparaît comme un type classique, indiscutable, a, sous le rapport de l'acoustique, des défauts graves et dont il est aisé de juger. A la Chambre des députés, par exemple, cette disposition, favorable pour le spectateur, est aussi fâcheuse pour celui qui écoute que pour celui qui parle.

« La forme semi-circulaire de la salle des séances du Palais-Bourbon et la disposition concentrique des banquettes place dans de mauvaises conditions d'acoustique, à droite et à gauche de l'orateur, un nombre d'auditeurs double de celui qui lui fait face, et ces auditeurs sont dans des conditions d'autant moins bonnes que la ligne passant par les banquettes d'extrême gauche et d'extrême droite est un peu en retraite de l'orateur (1). »

(1) De Joly, *Parlements d'Autriche et d'Allemagne*, p. 53.

Cette critique est également applicable à toute salle et à tout amphithéâtre présentant la même forme (1).

Pour réussir à se faire entendre de tous, dans une salle ainsi disposée, l'orateur devra s'épuiser en vains efforts ; il ne pourra satisfaire une partie de son auditoire qu'en tournant le dos à l'autre.

On voit que la forme de la salle intéresse l'orateur. Les dimensions n'ont pas pour lui une moindre importance.

IV

En principe, une salle paraît d'autant plus favorable, que le cube d'air que l'orateur devra mettre en mouvement, est plus restreint. Cependant on ne saurait conclure sur cette unique donnée. En effet, il existe de grandes salles où la voix porte aisément. Il y en a de dimensions moyennes, qui paraissent rebelles à la voix : elles sont sourdes et semblent ne pouvoir résonner, quelque effort que fasse l'orateur,

(1) Nous avons tant de salles et d'amphithéâtres construits sur ce type défectueux que, dans l'impossibilité de les supprimer, un auteur a proposé de renverser la disposition relative des gradins et de la tribune, en plaçant les auditeurs du côté du diamètre, et l'orateur sur la circonférence, ou vers l'extrémité du rayon perpendiculaire au diamètre. (Lachez, *Acoustique et optique des salles de réunion.*)

irrité de l'impuissance, de la froideur de sa parole, dans ce milieu qui ne rend pas. Dans d'autres, enfin, la voix semble éclater ; mais ces éclats, loin d'avoir pour effet d'augmenter la portée de la parole, forment des résonnances ou des échos qui, par l'enchevêtrement des sons, l'empiètement des syllabes les unes sur les autres, ne laissent parvenir à l'auditeur qu'un bruit vague, où tout se mêle, se confond et s'efface.

Dimensions et acoustique forment donc deux termes qui ne sont pas dans un rapport proportionnel.

Enfin, il ne faut pas oublier qu'une salle vide ne peut donner l'idée de l'effet qu'y produira la voix, le jour où cette même salle sera pleine. C'est là l'origine des erreurs et des illusions si communes, quand on prétend juger des propriétés acoustiques des édifices, pendant leur construction ou avant qu'ils soient aménagés ou garnis d'auditeurs.

Les dimensions exagérées de la salle fournissent au moins des probabilités peu favorables à l'acoustique : c'est assez pour que l'orateur prenne ses précautions. A l'exemple d'un éminent conférencier, il refusera d'emblée la grande salle du Trocadéro, en raison des dimensions excessives du local, renonçant à parler dans une salle trop vaste pour ses forces ; ou bien, il acceptera la salle qui lui est offerte, mais en se rendant bien compte des efforts qu'il lui faudra faire.

Quand on parle dans une grande salle, il ne faut pas seulement parler plus fort ; il faut surtout surveiller, avec plus de soin que jamais, l'articulation, la prononciation, la ponctuation, les pauses. C'est le moyen de se faire entendre mieux et à plus grande distance, tout en se fatiguant moins.

Les dimensions totales, le cube de la salle, intéressent l'orateur. Ajoutons que chacune des mesures : longueur, largeur, hauteur, prise isolément, a aussi son importance.

Trop de largeur ou de profondeur en face de la tribune ou de la chaire, empêche la voix de porter jusqu'aux derniers rangs des auditeurs.

Une salle trop longue oblige l'orateur qui parle au centre, à se tourner sans cesse à droite et à gauche.

Une salle, dont la hauteur atteint ou excède quelque peu cinq mètres, expose à des résonnances (ce défaut est fréquent dans les amphithéâtres). Ces résonnances ne se produisent que très exceptionnellement au-dessous de cette mesure (les classes ordinaires en sont généralement exemptes). Enfin, les résonnances ne s'observent presque jamais quand cette hauteur est notablement dépassée (églises, théâtres).

Il ne nous a pas paru sans intérêt de réunir en un tableau (pages 152 et 153), les dimensions de quelques locaux où se sont fait entendre nos plus grands orateurs dans tous les genres. On pourra comparer à ces types, des salles plus modernes, et de dimensions qui se rapprochent plus ou moins des chiffres que nous avons donnés ici à titre d'exemples.

V

La portée de la voix a des limites variables ; mais il y a un maximum qu'on ne dépasse pas. Ce maximum déterminé ne devrait-il pas commander la grandeur-limite des salles où la parole doit retentir devant un public assemblé ?

La solution du problème aurait cette simplicité et cette rigueur, si l'on ne croyait possible d'augmenter artificiellement la portée de la voix, par le choix et par la disposition des matériaux employés dans la construction, et de reculer ainsi la limite des plus grandes dimensions des salles où l'on parle.

Les anciens, qui faisaient parler leurs orateurs et leurs acteurs, soit en plein vent (1), soit dans des

---

(1) L'orateur romain qui parlait au *Forum* ne parlait pas dans un milieu sans limites.

« Le *Forum* est placé dans une sorte de bas-fond auquel on arrive par des pentes rapides. Vers le Capitole, c'est un vrai précipice ; la pente est plus douce à l'extrémité opposée, vers l'arc de Titus, mais elle est encore assez prononcée ; de tous côtés, comme on disait, « on descendait » au Forum. Quand on songe que cette disposition des lieux, que le peu d'étendue de théâtres très vastes et imparfaitement clos à la partie supérieure par le *velum,* avaient senti la nécessité de renforcer la voix à l'aide de moyens artificiels (1).

la place, que ces collines qui l'entourent, ces édifices qui l'enferment, sont très favorables à la voix, il devient un peu moins étonnant que les orateurs s'y soient fait entendre, et qu'ils aient pu produire ces grands effets qu'on nous rapporte. » (G. Boissier, *Promenades archéologiques. Rome et Pompéi*, p. 43.)

(1) « Suivant les principes et à l'aide des proportions géométriques, on fait des vases d'airain en rapport avec la grandeur du théâtre ; on les fabrique d'une telle façon que quand on les frappe, ils sonnent à la quarte ou à la quinte l'un de l'autre, et parcourent ainsi toutes les autres consonnances jusqu'à la double octave. Ces vases doivent être placés, d'après les règles de la proportion musicale, dans de petites chambres pratiquées entre les sièges du théâtre, et de manière qu'ils ne touchent point aux murailles, mais qu'ils aient tout autour d'eux et pardessus un espace vide. Il faut aussi qu'ils soient inclinés, et que du côté qui regarde la scène, ils soient élevés et soutenus à la hauteur d'un demi-pied au moins par des coins. Ces petites chambres doivent avoir, au droit des degrés d'en bas, les ouvertures longues de deux pieds et larges d'un demi-pied... On pourra encore donner aux théâtres toute la perfection possible si, observant attentivement ces règles, on connaît l'effet que produit la voix, et les moyens qui peuvent la rendre agréable aux oreilles des auditeurs. Quelqu'un pourra dire que dans la quantité de théâtres que l'on construit tous les ans à Rome, on ne voit point que l'on mette ces moyens en pratique ; mais, pour ne pas se tromper en cela, il faut remarquer que tous nos théâtres publics sont construits en bois, ce qui les rend naturellement sonores, et c'est ce que les musiciens nous font bien connaître lorsque, voulant chanter sur les tons les plus hauts, ils se tournent vers les portes de la scène, pour donner à leur voix plus de retentissement ; mais quand les théâtres sont construits avec des matériaux solides, avec de la pierre ou du marbre, *qui ne retentissent point*, il faut alors observer toutes les règles que j'ai consignées. Si on demande quels sont les théâtres où ces moyens aient été pratiqués, il est certain que nous n'en n'avons point à Rome ; mais on en voit dans plusieurs autres endroits de l'Italie, et dans beaucoup de villes de la Grèce. C'est ainsi que L. Mummius, après avoir fait abattre le théâtre de Corinthe, apporta à Rome les vases d'airain qui s'y trou-

Je n'ignore pas que M. Ch. Garnier a fort agréablement raillé Vitruve sur l'invention d'un procédé acoustique dont, à une exception près, aucun des nombreux théâtres de Rome n'offrait d'application. Il n'y voit qu'un effet de l'imagination de l'ingénieux architecte.

Cependant, le même moyen a été mis en usage dans quelques-unes de nos églises, où l'on trouve encore des vases en poterie destinés à renforcer et à répercuter la voix (1).

vaient, et les dédia, avec d'autres dépouilles, dans le temple de la Lune. Un grand nombre de bons architectes, ayant bâti des théâtres dans de petites villes qui ne pouvaient pas faire de grandes dépenses, se sont servis de vases de poterie propres à la résonnance ; et après les avoir placés de la manière que j'indique, ils ont fort bien réussi (Vitr., *De Architect.*, l. V, cv. *De theatris Vasis*. Trad. Perrault). »

(1) On a trouvé, dans les murs, les voûtes, les piliers d'un très grand nombre d'églises, des cornets et des pots en terre cuite, des jarres de grès destinés à renforcer la parole ou les chants. Ce fut un usage très répandu au moyen âge. On en a rencontré des spécimens très bien conservés en Suède, en Danemark, en Moscovie (*Travaux des Architectes*, Mandelgren pour la Suède et le Danemark, Stastot et Gornortaeff pour la Russie); en Angleterre (*Gentleman's Magazine*, déc. 1863, p. 750 à 752), en France, particulièrement, à l'église Saint-Blaise (xiiie siècle), au couvent des Célestins de Metz (Didron, *Annales archéolog.* t. XXII, p. 194-97, 1862; E. de Bouteiller, *Notice sur le couvent des Célestins de Metz*); en Normandie : à Saint-Laurent en Caux, à Contremoulins, à Montivilliers, à Sotteville-lès-Rouen, à Alvimare, à Blosseville-ès-Plains, près Saint-Valery en Caux, au Mont-aux-Malades, près Rouen (abbé Cochet, *Note lue à l'Acad. de Rouen, sur les poteries acoustiques*, et Viollet-le-Duc, *Dict. d'Archit.*).

La littérature confirme les recherches archéologiques. « Le prieur des *Célestins* fit ordonner de mettre les pots en cuer, portant qu'il avait vu altre part, en aucune église, pensant qu'il

Quelle que soit la valeur des exemples que l'on pourrait invoquer à cet égard, l'habileté consiste peut-être moins à chercher à renforcer directement la voix, qu'à ne pas en perdre ou en laisser perdre les sons, par la disposition d'une architecture défectueuse.

La question semble n'avoir jamais eu plus d'intérêt pratique qu'à notre époque.

Tous nos anciens édifices : — salles d'assemblées parlementaires, de théâtres, salles de concerts et de conférences, — ne semblent-ils pas trop petits pour les exigences des mœurs modernes? Ne venons-nous pas de voir rebâtir l'Opéra, construire la salle des fêtes du Trocadéro, dans des dimensions colossales?

La salle des séances de la Chambre des députés, à Paris, appelle une réédification complète : le plan doit en être non seulement approprié au caractère des services, mieux agencé dans ses diverses parties (1), mais aussi conçu dans des proportions beaucoup plus vastes.

Dans les nouvelles constructions, a-t-on tenu

y ferait meilleur chanter et qu'il y résonnerait plus fort. » (*Un Chroniqueur Messin*, en 1432.)

« De cinquante choristes que le public entretient dedans telle maison, quelquefois ils ne seront pas six à l'office; les chœurs sont accommodés avec des pots dans la voûte et dans les murailles, de sorte que six voix y feront autant de bruit que quarante ailleurs. » (*Apocalypse de Méliton*, p. 34; édit. 1665.)

(1) De Joly, *Mém., cit.*

compte de la portée de la voix ? Les artifices si compliqués, qui doivent la répercuter et la faire parvenir jusqu'aux extrémités de la salle, jusqu'aux derniers rangs de la foule assemblée, ont-ils donné tout ce qu'on en espérait, tout ce que promettait le talent des architectes chargés des travaux?

Des deux architectes auxquels a été confiée la construction du Trocadéro et de l'Opéra, l'un admet que l'acoustique a des lois formelles, et il s'est étudié à les appliquer au premier de ces édifices (1).

(1) Les architectes du Palais du Trocadéro ont pris pour points de départ les données ci-après : 1º le son se propage dans l'espace, dans toutes les directions, autour de l'organe d'émission; 2º au point de vue des applications, la vitesse de 340 mètres par seconde peut être considérée comme une mesure moyenne suffisamment exacte, de la marche des rayons sonores; 3º devant un obstacle flexible ou rugueux, comme une étoffe, le son est absorbé; devant un obstacle dur et lisse, comme du marbre ou du verre, le son est réfléchi ; 4º le son est alors renforcé, prolongé ou troublé, suivant que le son réfléchi revient à l'oreille plus ou moins longtemps après le son émis ; 5º l'oreille étant impressionnée par un même son pendant un dixième de seconde, le renforcement utile du son a lieu dans cette limite ; au delà il y a écho, et ses inconvénients ; 6º le son parcourant 340 mètres dans une seconde, 34 mètres dans un dixième de seconde, ces 34 mètres forment la limite extrême du chemin parcouru par le rayon sonore direct, et le rayon réfléchi : d'où la distance maxima de la surface réfléchissante à l'organe sonore doit être de 17 mètres.

« Tel est le principe fondamental sur lequel a été établie la salle du Trocadéro : toute surface située à plus de 17 mètres de orchestre a été rendue absorbante : ce sont les murs, c'est la voûte, c'est la salle entière où se tient le public. On y a tendu une étoffe en bonne soie, sur laquelle à l'avance toute la décoration avait été peinte : par contre, toute surface située à moins de 17 mètres de l'orchestre pouvait être répercutante, afin de renforcer, le plus possible, le son émis dans les seules conditions

L'autre architecte ne croit pas que l'acoustique soit régie par des lois mathématiques et physiques :

possibles, et d'autant plus utiles que l'absorption forcée par tout le reste de la salle devait tendre à la rendre absolument sourde, surtout si l'on considère son immense étendue, et le nombre si considérable des spectateurs qui devaient y être appelés. Mais quelle devait être la forme de cette surface répercutante? On comprend que pour être utile, il ne suffisait pas qu'elle pût renvoyer vers la salle des rayons réfléchis, il fallait encore qu'elle ne les renvoyât que sur la nappe même occupée par le public. Les murs de l'orchestre ne purent satisfaire à ces conditions, parce que, étant forcément verticaux, les rayons d'incidence venant de l'orchestre situé au-dessous devaient, par l'effet de la réflexion, prendre forcément une direction de bas en haut, qui les eût renvoyés dans les parties hautes et non occupées de la salle : ce fut donc uniquement sur le tracé de la voûte de l'orchestre que tout l'effet de renforcement du son par réflexion dût être obtenu. Pour atteindre ce but, on décomposa la voûte en dix fuseaux, et chacun d'eux en dix zones, puis pratiquant dans la salle même une division analogue sur les différentes parties occupées par les sièges, on obtint, sur chacune de ces deux surfaces, cent divisions qui durent, dans la pensée des architectes, se correspondre l'une à l'autre, chaque centième de la voûte correspondant à un centième de la salle... L'expérience directe et en grand étant impossible, l'idée vint d'un modèle en petit, exécuté en cuivre repoussé, argenté et poli, qui servirait à expérimenter l'effet d'une réflexion optique substituée à celui d'une réflexion acoustique, la loi de réflexion des deux fluides étant la même... Une lumière électrique placée au centre de l'orchestre fut répercutée d'une manière égale par la voûte argentée, sur toutes les places du petit modèle de la salle et rien que sur ces places... Mais, toutes les places avaient-elles besoin de ce renforcement? N'était-il pas évident que les places rapprochées de l'orchestre pouvaient s'en passer absolument? Et les places les plus éloignées ne devaient-elles pas être bien plus avantagées?... Un nouveau tracé fut exécuté, qui augmentait considérablement l'importance des parties réfléchissantes correspondant aux dernières places, et diminuait de beaucoup, au contraire, celles qui correspondaient aux premiers bancs, Tel est le principe du tracé de cette voûte, appelée *conque acoustique*. Elle fut exécutée avec un soin extrême, construite en briques creuses, puis recouverte d'une série d'enduits lissés successivement jusqu'à siccité et durcissement complet. L'effet si son Opéra possède une belle résonnance, ce sera l'œuvre du hasard (1).

Il se trouve, en fait, avoir prudemment mis à la charge du hasard des conditions d'acoustique très défectueuses : ici, une sonorité excessive ou un écho, là, une sonorité insuffisante.

M. Ch. Garnier considère aussi que « la dimension des salles n'influe pas sensiblement sur la sonorité, c'est-à-dire sur la pureté et la précision, mais sur le caractère du son.

« A Milan, dit-il, *La Scala,* salle trop grande, cependant sans répercussion ni échos, a le défaut de forcer la voix à parcourir un trop grand espace avant d'arriver au but ; le son ne paraît pas plein, la voix

---

pratique de cette conque est aujourd'hui indiscutable : on entend aussi distinctement aux places situées à 70 mètres de l'orchestre qu'aux premiers fauteuils du parquet. Telle est la solution aussi satisfaisante que possible de la première partie du problème : le renforcement du son. En est-il de même de l'étouffement du son sur les parois des murs et de la voûte de la salle ? Il faut savoir le dire, il n'en est pas absolument ainsi. En effet, soit que l'étoffe employée ne soit pas assez épaisse, soit que, par l'effet de son application sur enduit de céruse, elle ait perdu une partie de ses propriétés absorbantes, il est certain que, sous l'effet de grands *fortissimo*, et surtout sous l'influence de certains timbres, l'absorption n'est pas complète, comme le voulaient les architectes, et il se produit quelquefois un écho. » (*Le Palais du Trocadéro*, 1878.)

(1) « On m'a demandé tant de fois si l'Opéra serait une bonne salle, et quels sont les principes qui m'ont conduit dans la construction, eu égard à la sonorité ;... je n'ai eu aucun guide, je n'ai adopté aucun principe, je ne me suis basé sur aucune théorie, et c'est du *hasard* seul que j'attends ou l'insuccès ou la réussite !... La science de l'acoustique théâtrale est encore dans l'enfance et le résultat incertain... (Garnier, *le Théâtre*). »

est plus faible et manque de résonnance, le timbre est plus grêle, moins accentué. Les dimensions exagérées changent le caractère et l'expression de la voix. »

On comprend difficilement que la pureté et l'expression du son ne souffrent pas de ces grandes dimensions si favorables à la production des résonnances fâcheuses et des échos. Les expériences faites à Paris semblent, à cet égard, protester contre la théorie du savant architecte.

J'ai beau voir des architectes ne pas s'effrayer des dimensions excessives des salles, je n'imagine pas que les orateurs puissent partager cette indifférence. Introduisez un conférencier dans la grande salle du Trocadéro, il sentira instinctivement que, pour se faire entendre dans ce vaisseau démesuré, il lui faudra faire des efforts très pénibles, et que la fatigue l'y réduira plus promptement que dans des espaces plus limités ; je crois bien que, consultés, les chanteurs seraient du même avis que les orateurs.

Le son diminue à mesure qu'il s'éloigne du point de départ ; c'est une loi physique indiscutable. Il est vrai que les architectes comptent, pour compenser cette diminution nécessaire du son proportionnée à la distance, sur les effets de la résonnance, laquelle viendrait augmenter, renforcer le son et lui rendre, si la pratique confirmait le calcul, son intensité normale, de manière qu'il fut partout uniforme et égal à lui-même (1).

Malheureusement, les orateurs devront se fatiguer longtemps encore, avant qu'une réalisation complète de ces espérances se soit produite. Jusqu'à ce que le problème soit résolu, les salles capables de recevoir 2,000 auditeurs doivent être considérées comme ayant une capacité maxima qu'il convient de ne pas dépasser, même en admettant qu'elles soient construites dans les conditions les plus favorables. Or, on prépare, à la Sorbonne, une salle pour 3,000 auditeurs ; et le grand amphithéâtre du Trocadéro en contient près de 6,000 !

Laissant aux architectes la solution des difficultés d'exécution, il nous suffit de bien poser ici les principes qui peuvent permettre aux orateurs de préjuger les conditions acoustiques d'une salle et d'en tirer le meilleur parti possible.

L'étude des conditions qui rendent un local propre ou impropre à favoriser l'audition de la voix, avait déjà été traitée par les anciens avec un sens pratique

_____

(1) Si nos cathédrales ont une sonorité en général si parfaite pour les chants, les instruments et la voix parlée ; si, parmi les constructions plus récentes, l'ancien Opéra par exemple, est encore regretté des amateurs ; si la salle du Conservatoire de musique, offre, au point de vue des qualités acoustiques, une incomparable supériorité, c'est que le respect de certains principes a présidé à la construction de ces monuments et de ces salles. Et nous ne saurions admettre que la connaissance des règles soit à jamais perdue.

et une finesse d'observation qui rachètent bien les erreurs d'une physique imparfaite (1).

Plus forts en théorie, sommes-nous plus avancés dans l'application ?

On dit que l'acoustique d'une salle est bonne quand l'orateur, doué d'une voix suffisante, placé à une distance de ses auditeurs qui ne dépasse pas la portée de la voix ordinaire, peut se faire entendre sans effort. Pour cela, plusieurs conditions sont nécessaires : la voix ne doit pas se perdre dans des espaces inutiles, être arrêtée par des obstacles formant écran, ou réfléchie d'une manière gênante pour l'orateur et les auditeurs : elle ne doit pas être rendue indistincte par des échos.

Le son se propageant non pas seulement en ligne droite, mais dans toutes les directions possibles, toute salle qui présente une trop grande hauteur (2), ou qui forme latéralement des enfoncements, des loges trop profondes, des galeries d'une grande largeur (comme il en existe dans certaines églises, par exemple), laissera se perdre dans ces espaces, sans profit pour l'auditoire, une partie du son émis par l'orateur.

Les colonnes, les piliers interposés entre l'audi

---

(1) Vitruve, *De locis consonantibus ad theatra eligendis*. (*De archit.*, v, viii.)

(2) Voir chapitre iii, *Chaire*, quelles dispositions ont été prises pour diminuer la perte de la voix, dans le sens de la hauteur.

teur et l'orateur peuvent briser la voix, arrêter le développement des ondes sonores, ou les réfléchir utilement, au moins pour certains auditeurs.

La solution varie : elle dépend de la distance régnant entre l'orateur et l'écran, de la direction donnée à la voix, de la forme même des piliers. Des piliers nombreux, arrondis, étroits, comme on en trouve dans les églises gothiques, sont plus favorables, car ils réfléchissent et répandent plus uniformément le son de la parole. Au contraire, les piliers larges, à surfaces planes, comme en présentent tant d'édifices, du style Renaissance, Saint-Sulpice, par exemple, renvoient le son, non plus dans toutes les directions, mais seulement en certains points où l'on entend trop, au préjudice de certains autres où l'on n'entend rien.

Chacun sait par expérience, qu'il y a, à cet égard, dans les salles d'assemblées, de théâtre ou de concert, des places meilleures les unes que les autres. Les bonnes places se trouvent aux points de *dilatation* des ondes sonores directes ou réfléchies ; les mauvaises aux points de *condensation* (1).

(1) Une expérience très simple démontre nettement cette différence. Si l'on fait vibrer avec un archet les deux lames d'un gros diapason, tenu à la main, et porté lentement d'une des parois vers le centre de la pièce où se fait l'expérience, on entend très manifestement une succession de renforcements et de diminutions du son, se produisant à des points équidistants, et qui correspondent : les renforcements aux *dilatations*, les diminutions aux *condensations* des ondes sonores, directes ou réfléchies par le mur, dont on éloigne peu à peu l'instrument. Les

Dans une salle où l'on parle, les ondes sonores, directes ou réfléchies, dilatantes ou condensantes, se croisent en tous sens, et se superposent. Tantôt, elles s'ajoutent les unes aux autres de telle manière que le son s'en trouve augmenté ; tantôt, de la rencontre de deux ondes résulte le repos de l'air en un point où la voix de l'orateur s'affaiblit ou s'éteint.

C'est la réalisation de ce *paradoxe acoustique,* « *qu'un son ajouté à un autre son peut produire du silence ;* » — ce phénomène est désigné sous le nom d'*interférence.*

On dit qu'une salle résonne bien, qu'elle a de la *résonnance,* quand les ondes sonores ou réfléchies produisent, en s'y confondant, une sensation unique pour l'oreille, et qu'il en résulte, pour le son, un renforcement qui n'en altère en rien la netteté.

Les parois, murs, plafonds de la salle qui réfléchissent la voix dans ces conditions, ont un effet aussi utile que les réflecteurs dont on se sert pour augmenter l'intensité de la lumière.

Il n'en est plus de même si ces écrans (parois, murs, plafonds), étant assez éloignés, le son réfléchi retarde sur le son original ; il se produit alors, au lieu d'une sensation nette, un bruit confus, semblable quelquefois à un roulement continu, dans lequel se perdent les paroles de l'orateur.

mêmes phénomènes se produisent pour la voix parlée : de là, les places favorables ou défavorables à l'acoustique.

La distance est-elle plus grande encore entre l'orateur et les obstacles qui réfléchissent sa voix, le son réfléchi se sépare tout à fait du son original : il y a *écho* (1).

On conçoit que les vaisseaux très vastes, comme ceux des cathédrales, de la grande salle du Trocadéro, de l'Opéra, soient plus favorables que les

(1) Un calcul facile permet d'établir à quelle distance et dans quelles conditions peut se produire l'écho, dans une salle où l'on parle. Le son parcourant, comme l'on sait, 340 mètres par seconde, il faut, pour qu'il atteigne une paroi réfléchissante (mur, voûte, pilier), et pour que, réfléchi, il revienne dans la même seconde, à son point de départ, que cette paroi, cet obstacle, soient placés à 170 mètres au plus du point d'émission. Appliquons ce principe à la parole de l'orateur, et prenons pour point de départ et pour unité la syllabe. La prononciation distincte d'une syllabe n'est pas un fait instantané, comme l'est une détonation d'arme à feu, le son d'une note de musique. Elle exige un certain temps. Admettons que ce soit un dixième de seconde ; le son parcourt 34 mètres dans ce temps. Si la distance de l'orateur à la paroi qui est en face de lui, est moindre de $\frac{34}{2}$ ou de 17 mètres, le son de la syllabe prononcée aura le temps d'aller jusqu'à cette paroi, et de revenir à l'oreille de l'orateur ou de l'auditeur placé près de lui, avant que la sensation soit épuisée : le son réfléchi s'ajoutera au son émis. Le même fait se reproduisant pour chaque syllabe, il y aura renforcement du son, résonnance utile, si le son reste distinct ; bourdonnement gênant, si le son est confus. L'orateur est-il placé à plus de 17 mètres des parois de la salle, le son de la syllabe prononcée ne reviendra à l'oreille qu'après un dixième de seconde, c'est-à-dire quand la sensation sera épuisée. Ici, plus de renforcement possible des sons ; mais sensation nouvelle, répétition ou *écho*. Voilà ce qui se passe pour une syllabe unique. Mais, dans le discours, les syllabes succédant aux syllabes, le son réfléchi de la syllabe précédente risque de se confondre avec le son direct de la suivante, et l'on comprend que ce résultat est d'autant plus à craindre que l'orateur parle plus vite.

espaces moyens, à la production des interférences, réflexions gênantes ou échos.

Une trop grande hauteur de plafond ou de voûte, un trop grand vide au-dessus de l'orateur, peuvent donner lieu à un écho. Un *velum* supprimera ce défaut. On peut même y parvenir plus aisément encore. L'observation ayant appris qu'une salle très appréciée au point de vue de l'acoustique, était devenue détestable, après un nettoyage du plafond, et l'enlevage de nombreuses toiles d'araignée, on eût l'idée de tendre, de mètre en mètre, près du plafond, des fils de coton. Ce moyen fort simple fit cesser complètement l'écho. Il ne s'agit que d'intercepter les ondes sonores.

Parfois, c'est la réflexion du son sur des surfaces creuses qui produit l'écho ; c'est ainsi qu'au Trocadéro, dans les premières loges, les notes sont comme doublées après un quart de seconde. Quelques tentures ou rideaux supprimeraient ce défaut.

Une salle est *sourde* quand la voix n'y résonne pas et qu'elle semble s'y éteindre.

L'excès de sonorité, quand il subsiste malgré la présence du public, est facile à corriger.

Une salle étant d'autant plus sonore, que les matériaux qui forment ses parois sont plus lisses et plus élastiques, il est facile de réduire cette sonorité à la mesure utile.

Ainsi, les parois de la salle des *Cinq-Cents* avaient

été faites en stuc, et la sonorité y était intolérable :
il suffit de recouvrir les murs de draperies pour supprimer ce défaut. Chacun a pu apprécier combien
l'église la plus sonore devient sourde, sous les tentures.

Le marbre a le même inconvénient que le stuc :
l'expérience en a été faite, à Paris, à la Chambre
des députés.

Les surfaces, les voûtes, présentant des enfoncements, des cavités, où l'air entre en vibration, peuvent aussi produire un excès de sonorité, des résonnances ou des échos qui rendent la voix confuse.

La première chambre du Tribunal civil de la
Seine (reconstruite depuis l'incendie de 1871) avait
une acoustique détestable, qui tenait à la profusion
des moulures et d'autres motifs d'ornementation;
on les a masqués par des tentures, au grand bénéfice des avocats.

« En Autriche, comme en Allemagne, dans toutes
les salles où la voix parlée ou chantée joue un rôle :
— théâtres, salles de concert, salles d'assemblées
politiques, — on attache une véritable importance
au *plafonnement complet* de ces salles (1). »

On s'est beaucoup occupé, surtout en Allemagne,
de l'influence qu'exerçaient au point de vue de l'a-
coustique, les parties vitrées des salles; ces surfaces

(1) De Joly, *Rapport sur l'installation des Parlements d'Autriche
et d'Allemagne.*

pouvant entrer en vibration, et nuire à la netteté des sons (1).

L'inconvénient nous paraît un peu hypothétique — quand il s'agit, non du chant, mais de la voix parlée (2). — Toujours est-il, qu'on propose comme correctif, l'emploi des rideaux ou stores, qui auraient le défaut contraire d'assourdir la salle, s'ils recouvraient de trop larges surfaces.

Quant à ces niches, à ces espaces semi-circulaires qu'on ménage souvent derrière la tribune ou la chaire, dans l'intention d'améliorer l'acoustique ; mais sans se régler sur un calcul exact, quels effets peut-on en espérer ?

Ils réfléchissent souvent la voix, en la ramenant, soit vers son point de départ, soit vers un point unique de la salle où convergent les ondes sonores : cela dépend du rayon de courbure de ces portions de sphère. Dans le premier cas, l'orateur, même en parlant très bas, s'étourdit et en conclut, à tort, que l'on doit l'entendre fort bien dans la salle : dans le second, sa voix ne parvient qu'à une certaine

(1) Tous les corps élastiques, et en particulier les verres et les carreaux de vitres, entrent constamment en vibration quand un bruit très intense est produit dans leur voisinage ; mais un ébranlement très faible suffit pour les faire vibrer, quand le son excitateur est de même ton que leur son propre. » (Gavarret, *Phén. physiques de la phonation et de l'audition*, p. 412.)

(2) L'église Saint-Ouen, de Rouen, a 120 fenêtres sur trois rangs, et trois immenses rosaces. L'acoustique y est-il si défectueuse ?

fraction de l'auditoire. Des draperies appliquées sur les parois de cette espèce de niche absidale supprimeront les inconvénients d'une disposition aussi mal combinée.

Nous compléterons ces conseils à propos du mobilier oratoire (1).

Les salles construites en bois, les salles où le bois domine, sont plus sonores que les autres ; mais de graves inconvénients annulent cet avantage. La voix de l'orateur, dans un local de ce genre, est presque toujours couverte par les mille bruits provenant des entrées, des sorties, du va-et-vient des auditeurs, de sorte que l'orateur y perd plus qu'il n'y gagne.

VI

Nous avons déjà reconnu, à propos de la forme de la salle, combien importaient à l'orateur les conditions propres à le mettre en communication directe et facile avec ceux auxquels il s'adresse. Le mode de groupement, la disposition matérielle de l'auditoire est un des éléments qui concourent à ce résultat. Il n'est pas indifférent à l'orateur que son auditoire soit disposé en rangs superposés, comme dans les galeries ou loges étagées d'un théâtre ; sur

(1) Part. II, chap. II.

un sol, sur un plancher plat, comme dans un salon, dans une église ; sur un plancher incliné, comme on en voit aux parterres des théâtres, ou dans la salle des séances de la *Société de Géographie ;* enfin, sur un plancher gradiné, comme dans les salles des séances de la *Chambre des députés* ou *du Sénat,* dans certaines salles de cours, dans les amphithéâtres des grandes villes : Ecoles de Droit, de Médecine, Facultés de lettres ou de sciences.

De ces conditions si différentes, quelles sont celles qui permettront le mieux à l'orateur d'atteindre son but : se faire entendre distinctement et par tous ses auditeurs ?

On peut considérer comme favorable, toute disposition ayant pour effet de diminuer la distance entre l'orateur et l'auditeur, de grouper la majorité, si ce n'est la totalité des auditeurs sur le trajet des ondes sonores, ou de supprimer les obstacles placés entre celui qui parle et celui qui écoute. Il est évident que les dispositions contraires exigeront de plus grands efforts de voix, et imposeront une plus grande fatigue à l'orateur. Une salle *gradinée* rapproche davantage de la tribune les derniers rangs d'auditeurs, elle présente en cela un avantage incontestable sur une salle à plancher plat. En outre, comme la voix s'élève, par suite de sa réflexion sur le plancher, vers ceux des auditeurs qui sont le plus éloignés, il en résulte une sorte de compensation : la hauteur atténue les inconvénients de la distance, et la différence (si manifeste dans les salles à plancher plat) entre les conditions favorables ou défavorables de deux places données, devient moins sensible.

L'interposition de colonnes, piliers, ou autres motifs d'architecture, d'ornementation, met l'orateur consciencieux dans la nécessité d'élever la voix et de se fatiguer démesurément. Car on entend mal l'orateur qu'on ne voit pas, d'abord parce que les ondes sonores sont interceptées comme les rayons lumineux, et puis parce que l'on perd la mimique, qui aide si puissamment à saisir les paroles.

VII

Si imparfaites que soient ces données, l'orateur peut en tirer quelques indications pratiques.

Connaissant la forme et les proportions de la salle, il saura diriger l'émission de la parole, et mesurer les efforts qu'il doit faire.

Il ne jugera pas, sans appel, la sonorité d'une salle examinée quand elle est vide. Il modifiera aisément et rapidement l'excès de sonorité du local, en faisant disposer quelques draperies sur les parois trop sonores.

Il se défiera d'une tribune placée dans un hémicycle, ou de certaines chaires pourvues d'abat-voix, mal combinés, et ne jugera pas l'effet de sa parole sur ses auditeurs, par ce qu'il entend lui-même.

Il comprendra mieux la nécessité absolue de bien et lentement articuler, de tout prononcer nettement et distinctement, pour empêcher que les résonnances, les interférences, les échos, qui pourraient se produire dans la salle ou dans certaines parties de la salle, ne transforment ses paroles en un bruit confus. La salle est-elle trop sonore, l'orateur prendra des temps plus nombreux et plus longs, entre les différentes phrases, et les différents membres de phrases, de peur qu'une phrase ou une portion de phrase ne vibre encore, quand il prononce la suite.

Si la salle paraît sourde, l'orateur devra se tourner vers des parties pleines : parois, piliers, capables d'entrer en vibration, et de renforcer la voix ; les ondes sonores dirigées vers des galeries, des espaces vides, s'y perdent inutilement. Nous avons parfois fait tendre avec avantage un velum au-devant de ces espaces.

L'auditoire est-il inégalement distribué par rapport à la place qu'occupe l'orateur, celui-ci n'oubliera pas qu'il doit parler pour tous ; qu'en aucun cas, il ne doit paraître négliger, oublier une des parties de son auditoire ; que les auditeurs les plus mal placés, ou les plus éloignés réclament encore de sa part plus d'efforts, plus d'habileté dans la direction de sa parole : que pour eux, il faut que sa voix gagne en netteté ce qu'elle perd en puissance ; qu'enfin le geste est, en ce cas, un auxiliaire indispensable de la parole. De même, lorsque la salle est disposée en amphithéâtre, et que les auditeurs sont étagés, superposés devant la tribune, l'orateur doit avoir soin que sa voix ne tombe pas sur les rangs inférieurs seulement ; il faut qu'elle aille atteindre aussi les auditeurs placés plus haut. Si la hauteur de la tribune a été bien calculée, on obtiendra ce résultat, en parlant la tête droite.

VII

Le nombre des auditeurs ne correspond pas toujours aux dimensions de la salle. Un très grand local peut ne contenir que quelques auditeurs groupés autour de l'orateur ; et réciproquement. un auditoire considérable peut s'entasser dans une salle de proportions exiguës. Or, par lui-même, indépendamment de la salle, le nombre des auditeurs exerce sur l'orateur, sur ses idées. sur sa parole, sur son action, une influence que connaissent bien ceux qui ont parlé devant de grands auditoires, ou qui ont observé des orateurs aux prises avec la multitude. Il semble qu'il s'élève de la foule comme une vapeur qui enivre auditeurs et orateurs tout à la fois, et les porte au même degré d'exaltation légitime ou injustifiée.

Cicéron regardait l'affluence de l'auditoire comme une des conditions de l'éloquence : « Non est magnus orator, sine multitudine audiente ». Tacite attribuait à la même cause les grands mouvements et les grands succès oratoires (1).

Tel orateur de talent, qui entraînerait un nombre restreint d'auditeurs, sera dominé, entraîné lui-même par un auditoire considérable. Devant la foule, il dit, non plus ce qu'il veut, mais ce qu'elle veut (2). Venu avec un plan bien arrêté, il s'en écarte ; avec des idées modérées, il va aux extrêmes ; il voulait rester dans le vrai ; malgré lui, il exagère.

Dans ces conditions, l'homme le plus calme, le plus doux du monde, est capable de se montrer violent, ou sans pitié, par influence, par contagion (3).

(1) « Il faut à l'orateur des acclamations, des applaudissements, une espèce de théâtre, et c'est là ce que trouvaient chaque jour les anciens, lorsque tant de grands personnages remplissaient le Forum, lorsque les clients, les tribuns, les députés des municipes, une partie de l'Italie, étaient là pour soutenir les accusés dans leurs dangers ; enfin, lorsque, dans la plupart des procès, le peuple romain se croyait lui-même intéressé au jugement. On sait que la ville tout entière assistait à l'accusation et à la défense de C. Cornélius, de M. Scaurus, de T. Milon, de L. Bestia, de P. Vatinius, et certes, les sympathies du peuple, en se partageant, auraient excité et enflammé les hommes les plus froids eux-mêmes. Voilà pourquoi les discours prononcés dans ces circonstances, sont arrivés jusqu'à nous ; voilà pourquoi les auteurs de ces discours nous paraissent n'avoir jamais été plus heureusement inspirés. » (Tac., *De Orat.*, xlix. Trad. Louandre).

(2) Cic., *Orat.*, viii.

(3) Les exemples attestant cette singulière influence de la foule sur les orateurs, se rencontrent à chaque page de nos annales parlementaires, ou du récit de nos discordes civiles.

Cette influence se produit, toutes proportions gardées, et en tenant compte des différences de situations, pour le professeur lui-même. Sans doute, il y a un nombre d'auditeurs nécessaire pour que le professeur ne se contente pas de *rabâcher*, pour qu'il se surveille et tienne ses disciples en éveil. Mais, au delà, et placé en présence d'un auditoire trop nombreux, il n'enseigne plus, il déclame ; il parle pour lui, pour l'effet ; il pose (1).

Au point de vue de l'hygiène, un grand auditoire n'exige pas seulement des efforts de voix plus considérables ; pour être dans le vrai, il faut encore tenir compte de l'entraînement auquel cède l'orateur, ou de la résistance qu'il oppose.

C'est par là que les grands auditoires sont une menace pour la santé des orateurs. Ils condamnent

---

(1) Qui ne sait avec quelle facilité la chaire se transforme en tribune, quand un nombreux auditoire le veut, et que la matière y prête ? Les sciences positives permettent moins ces écarts. Les grands auditoires qui se pressaient autour des chaires de Dupuytren, d'Arago, d'Orfila, de J.-B. Dumas, de Cl. Bernard, troublaient à peine la sérénité d'un enseignement, où la nécessité d'exposer clairement, de démontrer avec rigueur et évidence, se serait mal conciliée avec une vraie déclamation. Le talent qui brille dans cette tâche difficile, suffit à la gloire du professeur et au plaisir d'un public initié. Les lettres, l'histoire, la philosophie sont bien moins exclusives : les hors-d'œuvre n'y sont pas mal vus, et on ne reconnaît plus les cours d'ordinaire si calmes de la Sorbonne ou du Collège de France, le jour où le professeur, qu'il s'appelle Villemain, Cousin, Michelet, Quinet, J. Simon, Caro ou Renan... a trouvé dans un public plus nombreux que de coutume, des passions qui excitent les siennes, ou qu'il croit communiquer, alors même peut-être qu'il ne fait que les subir.

à la lutte ; ils commandent cette véhémence, ces émotions, ces passions, qui ont leur contre-coup inévitable sur l'organisme, sur les forces de l'orateur.

Au point de vue des efforts à faire, et de la fatigue à supporter par celui qui parle, il y a un élément plus important pour lui que le nombre des auditeurs, c'est la disposition d'esprit où ils se trouvent. Sont-ils dominés par le talent, la renommée de l'orateur ; lui sont-ils acquis, sympathiques quand même, leur nombre, si élevé qu'il soit, n'importe guère ; l'orateur pourra obtenir leurs suffrages, les convaincre ou leur plaire, sans imposer à ses forces de trop grands sacrifices.

A cet égard, il y a des auditoires toujours favorables, toujours prêts à accueillir dans un silence respectueux, la parole de l'orateur.

Tout ce qu'il peut craindre (mais il en tirera bon profit, s'il est avisé,) c'est d'entendre remuer quelques chaises, tousser ou s'agiter un trop grand nombre de ses auditeurs : signes d'impatience ou d'ennui au delà desquels ils ne se permettront jamais d'aller, dominés qu'ils sont par la majesté du lieu, et par le caractère de celui qui parle.

Voilà ce qui explique, talent et aptitudes physiques à part, comment des orateurs de la chaire ont pu, sans trop en souffrir, parler souvent à d'immenses auditoires. (Lacordaire réunissant cinq ou six mille auditeurs autour de la chaire de Notre-Dame de Paris ; le Père Th. Burke s'adressant à 30,000 Irlandais réunis dans la salle du Colisée de Boston, etc.....

Au contraire, il y a des auditoires très restreints, dont l'orateur ne peut espérer acquérir la sympathie et forcer la conviction, qu'à force d'éloquence, et au prix d'élans passionnés se succédant sans trêve ni mesure.

« Bossuet, Fléchier, Bourdaloue, Massillon remuaient presque sans voix, un auditoire de courtisans et de peuple, qui, rassemblé dans la vaste nef de nos cathédrales, le cou penché, l'oreille tendue, respirait à peine, et priait intérieurement du cœur et des lèvres.

« Démosthène, Cicéron, Mirabeau, O'Connell, Berryer, Guizot ne domineraient pas nos assemblées tumultueuses, si à la sensibilité, à la science, à la véhémence oratoire, et aux dons du génie, ils ne joignaient de vastes poumons, et les éclats d'une voix puissante (1). »

Le génie trouve parfois dans ces difficultés mêmes la source de grands mouvements. Il est tel orateur qu'un auditoire sans émotions et sans vie n'enlèverait pas. Né pour la lutte, il a besoin qu'on lui ré-

____

(1) Timon., *op. cit.*

siste, pour qu'il donne toute la mesure de son énergie et de sa verve.

« La voix âpre et dure de Mirabeau, longtemps
traînante avant d'éclater, son débit d'abord lourd,
embarrassé, tout jusqu'à ses défauts, impose et sub-
jugue. Il commence par de lentes et graves paroles,
qui excitent une attente mêlée d'anxiété ; lui-même,
il attend sa colère ; mais qu'un mot échappe du sein
de la tumultueuse assemblée, ou qu'il s'impatiente
de sa propre lenteur, tout hors de lui, l'orateur s'é-
lève (1). »

On sait ce que coûtent cette fougue, ces élans,
cette véhémence, ces accents déchirants ou ter-
ribles : on entraîne les autres ; mais, à moins d'être
doué exceptionnellement, on se tue.

Quand on n'est pas de force à se lívrer trop souvent et trop longtemps à une pareille dépense de
voix et d'action, il faut y suppléer par l'habileté.
Que de fois on a vu l'auditoire le plus rebelle à la
parole, à l'action véhémente, dompté par l'ascen-
dant du calme de l'orateur, calme où celui-ci trouvait un repos, un relais, et une si heureuse économie de ses forces ! Devant un auditoire qui se
cabre, il y a un frein plus sûr que la véhémence, et
certainement moins coûteux, c'est le sang-froid, c'est
d'attendre *impavidus* que la révolte s'apaise. Avec

(1) Villemain.

de la présence d'esprit, on arrive à retrouver la sympathie et le silence ; et, souvent ainsi, ce qu'on n'eût pas gagné au prix des plus énergiques efforts, se trouve acquis sans fatigue et sans frais.

IX

La température élevée de la salle où l'on parle, exerce sur la voix une influence qui peut être très défavorable. L'emploi des calorifères ne permet guère, dans la pratique, de régler comme il conviendrait, le chauffage. Sans s'inquiéter des modifications de la température extérieure, les employés subalternes auxquels ce service est confié, chargent les appareils d'une quantité de charbon à peu près invariable ; et en certains jours, on arrive ainsi à constituer une atmosphère accablante : chacun en souffre ; mais surtout l'orateur, dont le rôle actif exagère encore cette sensation pénible. Qu'on entre dans la salle d'audience d'un tribunal, dans une salle d'assemblée parlementaire, une salle de cours, de conférence, n'est-on pas presque toujours frappé, dès le seuil, de la température excessive que l'on y trouve ?

Mais cette atmosphère surchauffée ne sera pas seulement pour l'orateur une nouvelle cause de fatigue, la voix la plus pure, la plus claire s'y altère et s'y *casse*. La respiration devenue courte, gênée, oppressée, dans un milieu raréfié, ne permet plus, sans de pénibles efforts, d'adapter la voix aux nécessités du discours.

En outre, quand il a terminé, l'orateur trouve toutes les chances possibles de se refroidir, en passant de cette température torride, à l'air extérieur.

L'hygiène la moins exigeante demanderait que la transition fût ménagée au moyen d'une pièce moins chauffée, où l'on resterait quelques instants avant de sortir (1).

L'état hygrométrique de l'air des salles occupées par un nombreux public, et où, le soir, les lampes, les becs de gaz versent une quantité énorme de vapeur d'eau, n'est pas fait pour conserver à la voix les qualités requises.

D'autres fois, c'est l'humidité même du local, comme il arrive dans certaines églises, ou dans certaines salles de réunion, qui, se transmettant à l'atmosphère de la salle, agit défavorablement sur les organes vocaux.

Dans ces milieux, l'air appauvri d'oxygène, chargé d'acide carbonique, et de tous les miasmes qu'y mêlent la respiration humaine ainsi que les produits de l'éclairage, du chauffage de la salle, est

______

(1) Voir pour les précautions à prendre par l'orateur descendant de la tribune, IIIe partie, chap. III.

très souvent vicié au point de devenir dangereux pour les auditeurs. A plus forte raison l'est-il alors pour l'orateur, à cause de la fatigue éprouvée, de la disposition congestive du cerveau, enfin de l'activité de la respiration, qui augmente dans une si large mesure la dose d'air inspiré, et facilite ainsi l'absorption d'une atmosphère délétère.

En outre, l'atmosphère raréfiée et viciée constitue un porte-parole très défectueux. L'air conduit les sons d'autant moins bien, qu'il est moins dense et moins sec.

Aussi la voix qui déjà faiblissait, s'éteint-elle à peu de distance de la tribune ; il ne suffit plus de faire effort pour donner à la voix son intensité normale ; il faut encore parvenir à lui faire franchir un milieu rebelle qui ne la porte pas.

Malheureusement, les salles où l'on parle sont, en général, mal aérées, et encore plus mal ventilées. Les constructeurs semblent avoir tout prévu, dans une salle destinée à la parole publique, tout, excepté la nécessité d'expulser l'air vicié, et de renouveler l'atmosphère. La forme de la salle exerce à cet égard une influence manifeste.

Toute forme qui se rapproche de celle des théâtres, présente au maximum les inconvénients signalés. Il n'est presque pas d'amphithéâtres, qui, sous ce rapport, ne laissent beaucoup à désirer.

Les amphithéâtres de forme semi-circulaire ne

présentent que rarement des fenêtres sur leur pourtour: ils offrent pour tout moyen d'aération un vitrage disposé dans la partie supérieure, et dont la manœuvre présente tant de difficultés, que la plupart du temps on ne l'ouvre pas. C'est ce mode d'éclairage et d'aération que l'on voit dans les amphithéâtres de nos écoles de Droit et de Médecine, dans les salles des séances du *Sénat* et de la *Chambre des députés*. Dans cette dernière salle notamment, l'aération est absolument nulle: l'air doit y pénétrer par un châssis, mais ce *papillon,* comme on l'appelle, ne peut plus même fonctionner : la galerie qui y donnait accès a été supprimée (1)!

L'aération de ces salles étant interdite en fait, il ne reste plus que la ressource de les ventiler. Cette ventilation n'est possible que si l'on utilise en été les appareils de chauffage, pour introduire dans les salles une quantité calculée d'air pur et frais.

Mais il est déjà difficile d'obtenir que ce service se fasse convenablement, et donne de bons résultats, dans ceux des édifices publics, où l'architecte trouve à sa disposition les fonds et le personnel nécessaires : pour les établissements où ces ressources sont moins abondantes, il en faut presque désespérer. On y subira donc fatalement, en été, des

(1) De Joly, *op. cit.*

températures torrides ; et, en toute saison, la viciation de l'air y atteindra son maximum.

Pour le public, c'est un double inconvénient dont on a depuis longtemps dénoncé la gravité ; il importait de montrer qu'il est plus pernicieux encore au point de vue de l'hygiène des orateurs.

CHAPITRE II

LES ATTITUDES DE L'ORATEUR

I. L'orateur parle-t-il debout ou assis? Le *mobilier oratoire*. La tribune des anciens. Les tribunes modernes.

II. Influence, sur l'hygiène oratoire, de l'emplacement et des dispositions données à la tribune.

III. Quelques types de tribunes appropriées aux divers genres oratoires : la tribune parlementaire; la chaire; la barre. Mobilier oratoire de l'académicien, du professeur, du conférencier.

IV. Sur la question des attitudes de l'orateur, la physiologie et l'hygiène sont d'accord avec les exigences de l'art. Les ultra-délicats. La table de Ch. Dickens. La chaire de M. Legouvé.

Après avoir traité de la salle où l'on parle, il me reste à dire quelques mots du *mobilier oratoire*. Sous ce titre, je me propose d'examiner très brièvement dans quelles conditions matérielles les orateurs représentant les divers genres d'éloquence se trouvent placés pour parler.

Comment l'orateur parle-t-il : debout ou assis? Dans quelle partie de la salle a-t-on installé la tribune, la chaire, le fauteuil, etc.? Quelles sont, pour l'acoustique, pour les attitudes, pour l'effort de la voix, les dispositions favorables ou défavorables que peut présenter ce mobilier oratoire?

I

Les orateurs anciens parlaient toujours debout : l'exception n'était admise que dans les plaidoiries des causes de minime importance (1). A Athènes, l'orateur parlait debout du haut de la tribune aux harangues, tribune si bien placée sur l'*Agora,* ou sur le *Pnyx,* à côté de la pierre sacrée sur laquelle on jurait d'observer les lois.

A Rome également, il parlait debout, à la tribune, comme aux *Rostres du Forum.*

Cette tribune avait un peu plus de la hauteur d'un homme. Sur un piédestal ou base circulaire en pierre, s'élevait une plate-forme entourée d'un parapet, protégée par une sorte de dais ; le tout était supporté par des arcades, aux piliers desquelles se voyaient six éperons de navires, ou rostres (2) enlevés aux ennemis.

Les dimensions de cette tribune pouvaient permettre à dix ou douze personnes de s'y tenir (3).

(1) Quint., *Orat. Inst.,* l. XI, 3.
(2) Rich., *Dict. des antiquités romaines et grecques.*
(3) « Cette forme de piédestal, si favorable aux effets de l'éloquence, s'est conservée dans beaucoup d'églises de Rome ; il est d'usage à la fête annuelle du saint patron, d'élever dans son église une estrade spacieuse, haute d'environ 2^m,50, construite en planches recouvertes de tapisseries, et sans aucuns garde-corps. Du haut de cette tribune, le prédicateur de cette solen-

L'action de l'orateur romain était tout à fait indépendante de la tribune ; il n'y trouvait ni aide ni entrave, ni point d'appui pour ses mains, ni obstacle pour ses attitudes et ses mouvements.

L'orateur moderne, au contraire, est presque toujours dans une certaine dépendance à l'égard du mobilier oratoire. S'il ne parle pas de l'autel comme le prêtre ; en plein air, comme l'orateur de meetings ; à la rampe du théâtre, comme certains conférenciers, il a toujours devant lui, quand il parle debout, la barre du tribunal, la table du magistrat, la tribune parlementaire, le rebord de la chaire ; quand il parle assis, le bureau de la chaire professorale, la table du conférencier...

Si l'orateur novice, timide, est heureux de s'abriter quelque peu derrière ces barrières, qui le séparent et semblent le défendre du public, plus d'un orateur expérimenté s'y trouve moins à l'aise, et semble perdre de ses moyens dans une tribune qui l'étreint, limite ses gestes, dicte ses attitudes, et, impose parfois, comme on va le voir, un obstacle à l'étendue et à la portée de sa parole.

Abordons le détail :

nité prêche la foule des fidèles. On le voit de la tête aux pieds ; et il va, vient, se livre à toute l'action oratoire que lui inspire son discours, comme faisaient les orateurs de l'antiquité. » (Dezobry, t. I.)

II

Assis ou debout, comment l'orateur est-il placé par rapport à ses auditeurs? Parle-t-il de sa place? Monte-t-il à la tribune?

A-t-il la majeure partie de son auditoire en face de lui? L'a-t-il à sa droite? A sa gauche?

Dans le premier cas, à quelle distance la tribune se trouve-t-elle du dernier rang d'auditeurs. (On sait que la voix porte difficilement au delà de 20 mètres.)

La tribune est-elle adossée à un mur? Si la salle forme un rectangle allongé, la tribune est-elle placée sur l'un des grands ou l'un des petits côtés? Est-elle adossée à une porte vitrée?

La tribune est-elle éloignée du mur de plusieurs mètres? Est-elle placée devant un hémicycle? Enfin se trouve-t-elle plus ou moins rapprochée du centre de la salle?

Les études faites dans les précédents chapitres permettent de comprendre toute l'importance de ces détails, et nous dispensent d'insister.

A quelle hauteur se trouve la tête de l'orateur par rapport à son auditoire?

Existe-t-il quelque dispositif destiné à renforcer la voix, à la diriger vers l'auditoire, à empêcher que le son ne se perde, ou ne se réfléchisse dans d'inutiles espaces?

Il ne nous a pas paru sans intérêt de rechercher comment toutes ces questions sont résolues dans quelques salles spécialement construites pour y faire entendre la parole, ou utilisées à cet effet, et de dire un mot du *mobilier oratoire* qu'on y trouve : cette étude sera aussi instructive par les défectuosités qu'elle pourra révéler, que par les dispositions plus ou moins parfaites qu'elle signalera.

III

Il y a plus d'un pays où l'usage veut que les orateurs politiques parlent de leur place. Imitant les sénateurs romains qui parlaient debout, de leurs sièges (1), les orateurs de la *Chambre des Lords,* ou de la *Chambre des Communes,* les pairs ou les députés d'Angleterre parlent debout à leur banc; il n'y a de tribune ni dans l'une ni dans l'autre chambre.

Il en est de même à la *Chambre des seigneurs* et à la *Chambre des députés* de Berlin, ainsi qu'à la *Chambre des députés* de Buda-Pesth.

En France, le règlement actuel impose à l'orateur

____

(1) Pline, jun., *Ep.* 5, vi.

du Sénat ou de la Chambre des députés, l'obligation de monter à la tribune (1). Au Sénat, la tribune est une estrade à laquelle on a accès, de droite ou de gauche, par huit marches, ayant ensemble une hauteur de 1^m,23 centimètres au-dessus du plancher. Placée en avant du bureau présidentiel, lequel est appliqué contre le fond de l'hémicycle, elle se trouve isolée dans la salle des séances. Elle fait face à l'amphithéâtre où siègent les membres de l'assemblée, et aux places destinées au public. De cette disposition de la tribune, faisant saillie dans l'hémicycle, il résulte que l'orateur est rapproché des auditeurs qui lui font face ; mais qu'à l'égard de ceux qui occupent, à sa droite et à sa gauche, les extrémités des gradins, — c'est-à-dire des deux tiers de l'auditoire, — il ne peut s'en faire entendre qu'en se tournant alternativement de l'un ou de l'autre côté, ou en forçant la voix.

La tablette inférieure de la tribune, « *le marbre* », est élevée de 90 centimètres au-dessus de la plate-forme ; cette hauteur ménage aux mains de l'orateur un appui commode, et maintient à portée de sa vue

(1) On sait que de 1852 à 1863, il n'y eut pas de tribune au Corps législatif. Les orateurs parlaient de leur place. Si Jules Favre, qui siégeait au banc le plus élevé de la gauche, ne perdait rien de son sang-froid et de ses effets, en parlant debout, sans tribune, d'un point où il dominait toute la salle, on conçoit qu'une pareille attitude n'était pas faite pour encourager des orateurs, moins expérimentés que lui, à réclamer la parole.

le dossier de l'affaire qu'il traite. Seuls, des hommes de la taille de Louis Blanc et de Thiers, pourraient se trouver comme dissimulés par la saillie de la tribune. Mais Louis Blanc montait franchement sur un tabouret. Thiers savait, par l'artifice de sa tenue, atteindre à la hauteur de la tribune. « Lorsqu'il parle, après un peu de silence, il relève si bien la tête, il se dresse si haut sur la pointe des pieds, qu'il domine toute l'assemblée (1). » Et puis, quand il fut le maître absolu, il commanda la tribune qui convenait à sa taille (2).

L'éclairage *artificiel* de la tribune doit être disposé de telle sorte que l'orateur puisse lire, sans avoir à se baisser, pour que la lumière tombe sur son texte. Ce résultat dépend d'un agencement très simple ; mais il est rarement atteint. Pour s'assurer un éclairage convenable, l'orateur est réduit à se pencher ; ce qu'il ne peut faire, outre la fatigue et la gêne que lui impose cette attitude, qu'en sacrifiant en partie la force et la portée de sa voix.

Au Sénat, la tribune est éclairée par deux lampes placées sur deux supports latéraux. Quelle qu'en

---

(1) Timon, *op. cit.*

(2) Dans la très belle tribune, installée dans la salle des séances du Sénat, à Versailles, la hauteur du marbre n'est que de 85 centimètres.

Les orateurs de grande taille, peuvent se servir d'une petite tablette étroite, formant étagère, et élevée d'environ 15 centimètres en plus.

soit la cause, cet éclairage semble défectueux, à en juger du moins par les efforts continuels et pénibles qu'il impose aux lecteurs.

A la tribune du Palais-Bourbon, la tête de l'orateur se trouve à peu près de niveau avec les gradins de la partie médiane de l'amphithéâtre. De là, pour l'orateur, l'obligation de tendre continuellement les muscles releveurs de la tête, fatigue qui n'existe plus lorsque, par la disposition de la tribune, la tête de l'orateur se trouve au niveau du rang supérieur des banquettes.

Enfin, placée près du diamètre de la salle semi-circulaire, la tribune se trouve au-dessous de la partie la plus élevée de la voûte, d'où il résulte, la hauteur de la voûte étant de 16 mètres, et celle de la tribune d'environ 2 mètres, que l'orateur a au-dessus de sa tête un espace vide de près de 14 mètres, espace où la voix tend à se perdre fort inutilement pour l'auditoire.

Des études, déjà faites en 1789, ont été reprises en 1848, pour disposer une tribune dans laquelle les conditions de l'acoustique fussent mieux appliquées.

« Un singulier projet fut adressé, en 1789, à l'Assemblée constituante, par un sieur Gérard. On était à l'origine du système représentatif, et la plupart des députés se plaignaient de l'étendue, de la disposition défavorable du lieu des réunions, qui, disaient-ils, ne leur permettaient point de faire entendre leur voix à leur collègues. Le sieur Gérard, pour obvier à cet inconvéniont, inventa et proposa deux sortes de sièges destinés à renforcer la voix des orateurs, l'un fixe, l'autre mobile ou fixe à volonté. Voici la description qu'il donnait de ces deux appareils :

« Que le marchepied qui soutient le bureau des secrétaires et celui du président soit un treillis de bois ou de fer : que ce treillis recouvre une voûte en maçonnerie, renversée et parabolique : que derrière le président il soit placé un grand vase parabolique, de même diamètre que la voûte du marchepied ; que la table et surtout le fauteuil du président soient élevés et même fixés de manière que la tête du président soit à peu près aux foyers respectifs du vase et de la voûte renversée.

« On croit avoir lu que dans les théâtres des anciens, sous la partie appelée le *proscenium*, on était dans l'usage de construire une espèce de chambre ou cave voûtée, avec des ouvertures si habilement ménagées que, quand l'acteur arrivait sur le bord de la scène et qu'il se mettait à parler, sa voix résonnait plus agréablement et se faisait entendre de plus loin : aussi cet endroit était-il presque toujours le lieu de la déclamation, quand l'acteur avait à parler lui-même.

« Quant aux bassins paraboliques placés derrière l'orateur et près de la muraille, on ne fait ici que changer de place ceux dont se servaient les Romains. Ils ne les mettaient qu'au-dessus des gradins et sous les galeries qui surmontaient ces gradins, pour recueillir le son. Ici, on les place derrière l'orateur, pour renvoyer le son au loin ; ce qui n'empêche pas cependant qu'on n'en mît de pareils aux extrémités des salles, pour recevoir le son expirant et le renvoyer ou le réfléchir plus intense sur les auditeurs (1). »

Ce projet ne fut jamais exécuté.

En 1848, pour remédier aux conditions acoustiques si défavorables de la salle dite de « carton » (où l'orateur devait faire vibrer un cube d'air de 18,000 mètres), on établit au-dessus de la tribune un dispositif destiné à empêcher la voix de se perdre inutilement dans les parties supérieures de la salle et à la renvoyer vers les points les plus éloignés de l'auditoire. Une commission, composée de MM. Arago, Babinet, Becquerel, Chevreul, Dumas, Pouillet, Regnault, Duhamel, fut chargée d'étudier la question. De nombreuses expériences amenèrent la construction d'un abat-son qui avait 8 mètres de diamètre, et présentait une courbe scientifiquement étudiée.

Cette tribune, qui laissait tant à désirer au point de vue décoratif (2), ne donna, sous le rapport de

(1) *Magasin pittoresque,* année 1831, p. 8.
(2) Berryer qui monta le premier à la tribune, après qu'elle eût été dotée de cet immense abat-son, s'écria en le voyant, qu'il allait avoir l'air de parler dans le soupirail d'une cave.

l'acoustique, que des résultats nuls. Écrasé sous cette laide machine, l'orateur n'était pas mieux entendu, et il se fatiguait autant.

Depuis cet insuccès, on renonça à doter les tribunes politiques d'une disposition qui, sous forme d'abat-voix, est utilement recherchée pour les chaires de nos églises.

Et cependant n'était-elle pas encore plus nécessaire dans des assemblées politiques où l'orateur, au lieu de trouver un auditoire pieusement recueilli et docilement muet, est obligé de lutter de la voix contre les murmures, les reproches, les apostrophes, les invectives, les menaces, le tumulte passionné des partis ? S'il y a là pour l'orateur une source de grands effets, il y trouve aussi une cause indiscutable de fatigue.

La chaire. — Les chaires, telles que nous les voyons aujourd'hui, ne rappellent que très imparfaitement les types des chaires primitives.

« Les anciens avaient donné à la parole humaine le plus magnifique piédestal ; ils avaient élevé la tribune au milieu de l'*Agora* et du *Forum*, d'où elle dominait ces villes intelligentes et passionnées dont la conquête était le prix de la parole victorieuse. Il était difficile de faire à quelque chose d'humain plus d'honneur ; le christianisme cependant fit plus ; il la plaça non sur la tribune, mais dans le temple, à côté de l'autel. Il lui éleva une chaire, un second autel, pour ainsi dire, auprès du sanctuaire. On vit alors ce que le paganisme n'avait jamais vu, on vit la parole en prose simple et sans ornement, dans le temple, au milieu des mystères. Il est vrai que, par là même, le caractère de la parole changeait : elle cessait d'être un spectacle pour devenir un enseignement ; son but n'était plus de flatter les sens, mais d'éclairer les esprits et d'ébranler les cœurs. Voilà pourquoi, dans l'éloquence chrétienne, l'action disparaîtra presque entièrement ; et comment attendrait-on l'action de ces évêques qui, assis et presque immobiles sur leur trône pontifical, au fond de l'abside, s'adressent à une multitude composée de pauvres, d'esclaves, de femmes, de gens ne connaissant guère les délicatesses antiques de la déclamation grecque ou romaine (1) ? »

Dans les chapelles des catacombes et les basiliques primitives, on voit toujours, au fond de l'abside, la *chaire* où s'asseyait l'évêque pour enseigner. Cette chaire rappelle celle de saint Pierre (elle en conserve la forme jusqu'au vi[e] siècle, comme le prouvent les mosaïques de Rome). Les Pères prononçaient leurs homélies du *haut* du siège placé sur la plate-forme de l'*ambon* (2). Ils ne se levaient que

____

(1) Ozanam, *La civilisation au* v[e] *siècle,* t. II.

(2) On avait élevé dans quelques basiliques primitives, sur les deux côtés du chœur, une petite tribune ou *ambon* (ἄμβων, *pupitre*), où les diacres montaient pour lire l'épître et l'évangile. Plus tard, ces ambons furent reportés contre le *chancel* (can-

dans les mouvements pathétiques ou pour prier.
« *Surgentes, oremus,* » disent Origène et Athanase.
Ils prêchaient aussi debout devant l'autel, comme le
prouvent et les peintures des catacombes et ces deux
vers de Sidoine Apollinaire :

> « Seu te conspicuis gradibus venerabilis aræ
> Concionaturum plebs sedula circumsistit. »

L'*ambon,* puis le *jubé* qui le remplaça, servirent à
la prédication jusqu'à la fin du xiiie siècle, ou même
pendant les premières années du xive. On leur subs-
titua alors une tribune, ou chaire, élevée dans une
partie plus centrale de .la nef et; le plus souvent,
adossée à un pilier. Ce fut une nouvelle occasion
pour les architectes de déployer leur talent. Mais,
sans nous attarder sur ce point, nous ne ferons allusion ici qu'aux dispositions prises dans l'intérêt des
orateurs, celles qui se rattachent à la forme des
chaires et à leurs dispositions.

La forme qui prévalut en Italie, fut celle d'une

celli, barreaux, balustrade, ou table de communion) qui ferme
le chœur en avant. Il existe encore aujourd'hui à *Saint-Laurent,
hors des murs de Rome (in campo Verano),* un ambon qui date
des premiers siècles ; il y a des degrés de chaque côté de la plate-
forme. Supprimés presque partout vers la fin du xiiie siècle, les
ambons furent remplacés par une galerie haute ou *jubé* (du
premier mot de la formule : *Jube, Domine, benedicere*). Le jubé
disparut à son tour, dans le cours du xviie siècle. Celui de *Saint-
Étienne-du-Mont,* de Paris, date de la fin du xvie siècle. Il reste
à *la Madeleine,* de Troyes, un spécimen de jubé très remarqua-
ble. La Belgique en possède encore de fort élégants.

cuve placée sur des piliers. On en voit d'admirables exemples dans la cathédrale de Sienne (chaire en marbre, octogone, élevée sur des colonnes, avec des bas-reliefs de la plus grande beauté, œuvre de Nicolas de Pise, 1260); à Saint-Marc de Venise (deux chaires en marbre de couleur, placées près du maître-autel et élevées chacune sur sept colonnes); à la cathédrale de Milan, où les deux premiers piliers du chœur portent chacun une chaire en bronze, supportée par des cariatides.

Ces différents spécimens ont un caractère commun qui nous intéresse : rien dans leur construction n'est disposé pour réfléchir la voix vers l'auditoire : entre la bouche de l'orateur et les grands espaces qui s'étendent jusqu'aux voûtes des édifices, on n'a interposé aucun *abat-voix*.

Hâtons-nous d'ajouter que, dans les églises d'Italie, cette imperfection est corrigée par l'usage de tendre, durant les prédications, une sorte de voile au-dessus de l'orateur et de l'auditoire. Cette disposition, qui rappelle le *velum*, en usage dans les théâtres romains, est excellente au point de vue de l'acoustique ; elle condense et renvoie les ondes sonores vers la partie utile du vaisseau de l'édifice et, comme elle n'est appliquée que pour le temps où parle l'orateur, elle n'enlève pas à l'église le luxe et le bénéfice de ses vastes dimensions.

Dans d'autres contrées, d'autres moyens sont employés pour arriver au même but.

Ce fut seulement à partir du xviie siècle, qu'on vit établir au-dessus des chaires, dans les églises gothiques, dont les voûtes sont en général très élevées, des abat-voix de grandes dimensions, dépassant de beaucoup le diamètre de la cuve de la chaire.

Cette idée a produit les élégants abat-voix des chaires monumentales de Sainte-Gudule de Bruxelles (1699), de Saint-Pierre de Louvain (1742), de Saint-Paul de Liège, de la cathédrale et de Saint-Jacques d'Anvers (xviie siècle), de la cathédrale de Bruges (1743), de Saint-Rombault de Malines, de Saint-Merry de Paris, etc.

Dans ces types, l'art s'est donné carrière pour faire oublier, par des ornements ou des sculptures, dont le goût et la mesure ne sont pas toujours parfaits, le côté utile de ce qui n'est en réalité qu'un écran, destiné à ne laisser rien perdre de la voix de l'orateur.

L'abat-voix est d'autant plus efficace, que la chaire est plus élevée, et qu'elle est appliquée, non contre une surface étendue et une paroi pleine, comme un mur, mais contre une simple colonne séparant deux arceaux, ce qui arrive toujours dans les églises gothiques. Il faut vraiment un silence *religieux*, pour que la voix de l'orateur placé si haut (1), si loin de ses auditeurs, et comme perdu au milieu de ce grand vaisseau, puisse se faire bien entendre; mais, si l'orateur y réussit, ce n'est jamais qu'au prix d'une très grande fatigue pour lui et pour les auditeurs (2).

Cependant, l'abat-voix est devenu surtout un motif d'ornementation. Traité comme tel dans la plupart des chaires de notre pays, il dépasse rarement les dimensions mêmes de la chaire. Or, les ondes sonores ne peuvent être réfléchies vers l'auditeur qu'après avoir rencontré l'abat-voix. Ce résultat sera obtenu d'une manière utile, si cet abat-voix a un diamètre plus grand que celui de la chaire, et s'il s'étend assez en avant de la tête de l'orateur, pour qu'une partie notable des sons émis puisse venir rencontrer obliquement la surface de ce faux-plafond et s'y réfléchir.

En réalité, l'abat-voix n'a jamais été étudié scientifiquement, ni au point de vue de l'usage pour lequel il est réellement fait. Quand il n'était qu'une surface unie formée de quelques planches juxtaposées, il pouvait au moins atteindre son but; mais

(1) Quelques-unes de ces chaires sont élevées de 2 ou 3 mètres au-dessus du sol.

(2) En imitant l'ancien ambon sans abat-voix, dans les chaires de quelques églises nouvelles de Paris (par exemple, Saint-Pierre de Montrouge), les architectes n'ont-ils pas, dans une pensée exclusivement artistique, trop oublié la destination de la chaire ?

ce luxe de sculptures, de statues, d'ornementation, dont on l'a entouré depuis, est fort contestable au point de vue de l'hygiène : il a en effet multiplié, dans cet écran, les surfaces anguleuses qui brisent la voix, au lieu de la transmettre.

Quant à la hauteur des chaires, elle est parfois excessive. Il en résulte pour l'orateur, que s'il veut se mettre réellement en rapport avec ses auditeurs, et non se contenter de déclamer vaguement et impersonnellement, il est obligé de se pencher continuellement en avant.

Dans la plupart des églises, une chaire massive, véritable immeuble, se trouve placée loin de l'auditoire, au centre duquel elle devrait se dresser. Si l'affluence est nombreuse, l'orateur ne pourra se faire entendre qu'à force de poumons. Des chaires mobiles roulantes, comme il y en avait, au XIVe siècle, dans beaucoup d'églises, comme on en voit encore fréquemment en Italie, ne présentent pas ces désavantages, et n'obligent pas celui qui parle à se tourner continuellement de côté.

L'orateur doit se tenir droit : « *Status sit rectus.* » En dehors de la question d'esthétique, l'hygiène et la physiologie exigent un bon maintien. Ce n'est que dans la position droite, que la poitrine peut atteindre le développement aisé et complet de tous ses diamètres, développement indispensable à l'orateur, et aux effets qu'il veut et doit produire.

Chacun a pu observer sur lui-même, combien quand on s'affaisse, quand on se penche en avant ou de côté, la respiration perd de son ampleur et de sa durée, combien la voix s'altère, au point de vue de la franchise, de la souplesse et de la netteté des sons.

La barre du tribunal. — Quand les Romains cessèrent de plaider en plein air, ils se transportèrent dans l'intérieur des basiliques. La première basilique païenne fut construite à Rome, 186 ans avant Jésus-Christ, par Caton l'Ancien. Elle fut nommée *Basilica Porcia* du nom de race de son fondateur.

Vastes édifices publics, les basiliques abritaient les citoyens qui venaient y traiter leurs affaires judiciaires ou commerciales, et même s'y promener. Leur forme était celle d'un parallélogramme, trois ou quatre fois plus long que large. Elles étaient dans leur longueur, divisées en trois nefs, par des rangées de colonnes supportant des arcades. La nef centrale, plus haute que les nefs latérales, elles-mêmes subdivisées en deux dans le sens de la hauteur par un plancher, se terminait à son extrémité par un enfoncement semi-circulaire ou abside (d'ἄψις, voûte, cintre). Cette abside renfermait le tribunal du juge entouré de ses assesseurs. En avant du tribunal, étaient placés les avocats. Le public se tenait en arrière dans la grande nef, séparée de l'abside par une balustrade ou *cancel* (1).

Sauf dans les petites causes, les avocats plaidaient debout.

Chez nous, la barre du tribunal a environ un mètre de hauteur. Elle permet à l'avocat de lire aisément les extraits d'un dossier; mais pour qu'il parle sans fatigue, pour qu'il dispose de tous ses moyens oratoires, il faut qu'il soit debout : du reste, les convenances seules l'exigeraient.

Le bureau du ministère public est un meuble à deux fins, haut de 75 centimètres environ. Bon comme table, il est trop bas pour que l'on y puisse appuyer les mains, sans se courber en avant.

Le mobilier oratoire de l'académicien, du professeur, du conférencier. — Combien de fois on attribue à la salle des défauts dont le mobilier, ou quelquefois sa disposition seule, est responsable. On reproche avec raison, à la salle où l'Académie de Médecine tient ses séances, rue des Saints-Pères, sa très mauvaise acoustique; il n'y a pas en effet de local plus sourd. Faut-il en chercher la cause dans quelque

(1) A partir de Constantin, un certain nombre de basiliques profanes furent appropriées au culte. L'évêque prit alors la place du juge (l'ancienne basilique de Saint-Clément, à Rome, conserve encore le siège en marbre blanc de l'évêque). Les prêtres occupèrent la place des magistrats inférieurs; les clercs et le chœur, celle des avocats. L'autel fut mis au milieu de l'abside, séparé de la nef par le *cancel*, et flanqué de deux tribunes ou *ambons*.

problème d'acoustique compliqué, jusqu'à présent insoluble? Nullement : il suffit de considérer que cette salle des séances n'est autre que la vieille église des Saints-Pères transformée, et que la tribune, placée au centre du transept, presque sous le dôme ou la lanterne, met l'orateur dans les conditions les plus défavorables pour se faire entendre. Il s'épuise inutilement pour faire vibrer le cube d'air énorme qu'il a au-dessus de sa tête, et rien ou presque rien de sa voix n'arrive aux oreilles de l'auditoire juché sur les gradins de l'estrade élevée dans la nef.

Que de salles condamnées comme fatales aux orateurs, deviendraient tolérables, excellentes même, si on donnait à la tribune un emplacement plus judicieux !

Le professeur et le conférencier parlent le plus souvent assis. La chaire du professeur est un meuble classique d'une simplicité primitive ; s'il ne brille pas par le confortable, il a cela de bon, qu'il a été fait pour son objet : ce n'est ni une appropriation, ni une improvisation. Un long usage, et plusieurs générations de professeurs, si peu exigeants et soucieux de leurs aises qu'on les suppose, auraient fait justice des défauts de ce mobilier, s'il en eût présenté de trop graves.

Le conférencier est placé dans des conditions moins favorables : il ne fait que passer, et n'a guère le temps de proposer des réformes, ni le droit d'en réclamer. Le mobilier oratoire se compose pour lui, du fauteuil et de la table à tapis vert traditionnel, sur lequel est préparé un verre d'eau. Le conférencier qui veut lire, obtient parfois un pupitre.

Cela est assurément très suffisant.

Mais une table disposée pour un conférencier qui lit, sera démesurément trop basse, pour tel autre qui parlera debout. Du reste, les meubles de hasard que rencontre l'orateur n'ont presque jamais la hauteur convenable.

Je me rappelle avoir fait un soir une conférence dans un local que je connaissais bien, et dont l'inspection préalable m'eût dès lors semblé superflue. La table était bien celle qu'on plaçait d'habitude devant le conférencier; mais, par une attention aussi délicate que malheureuse, on avait substitué au siège ordinaire un fauteuil excessivement bas. La salle était pleine quand je fis mon entrée. Je m'assieds, je commence: hélas! je disparaissais littéralement derrière la table. Il me fallut, une heure et demie durant, faire de continuels efforts pour émerger de cette situation gênante; et comme mon sujet était de ceux qui comportent l'action, je devais m'arc-bouter sur mon fauteuil pour me soulever, me faire entendre, et rendre visible à tous, les gestes dont j'accompagnais mes paroles. Ce désagrément et cette fatigue m'eussent été épargnés, si j'avais eu la précaution de jeter un coup d'œil, avant l'heure de la conférence, sur les dispositions de la salle et sur son mobilier. Je n'y manquerai plus.

Assurément, ce sont là de petites choses ; elles ont pourtant leur importance. Être une longue heure durant, gêné dans sa respiration, dans ses gestes, se sentir les membres supérieurs forcément et constamment relevés par les bras trop hauts d'un fauteuil, être assis sur un siège qui rebondit au moindre mouvement, tout cela est aussi contraire à l'art qu'à l'hygiène.

Le conférencier est plus exposé à souffrir de ces petites misères que le professeur. Ce dernier s'adresse en général à un auditoire étagé sur un amphithéâtre, et il n'a pas à douter que sa voix ne porte partout, de quelque façon qu'il soit assis. Le plus souvent, au contraire, le conférencier a devant lui un auditoire dont les sièges reposent sur un plancher plan. Il lui importe donc que table et siège soient disposés de manière à lui permettre de dominer ses auditeurs, de les voir et d'en être vu.

On comprend à peine l'orateur qu'on ne voit pas, ou que l'on voit mal. L'expression, le geste, le regard secondent tellement la parole !

« Laissez-moi le voir, disait une dame à quelqu'un qui s'était placé devant elle, dans une société nombreuse ou Delille lisait des vers : quand je ne le vois plus, je ne l'entends plus. »

Quel supplice que d'écouter un professeur qui, faisant son cours debout, va et vient, de gauche à droite, et de droite à gauche, pendant une heure, paraît et disparaît, alternativement, pour chaque moitié de son auditoire !

IV

Les exemples variés que nous avons donnés montrent quelle importance a pour l'hygiène de l'orateur l'attitude qu'il prend ou qu'il subit. Enfin, il n'est pas d'attitude, si bonne qu'elle soit, qu'il convienne de conserver tout le temps du discours. Le *mobilier oratoire* qui ne permettrait pas de varier l'attitude est défectueux. Il y a entre le débit et l'attitude une corrélation nécessaire : à l'attitude uniforme correspond un débit uniforme, monotone.

Dans la conférence, par exemple, dans ce genre si difficile : — un monologue d'une heure ! — l'orateur ne peut espérer le succès, ni dominer la fatigue, que par la variété de l'action.

Certaines attitudes surmènent les muscles pectoraux, ou en gênent les mouvements. Le mobilier qui obligerait l'orateur à se pencher en avant, pendant toute la durée du discours, nuirait singulièrement à la force et à la portée de la voix.

Les personnes inexpérimentées s'étonneront de

voir attribuer tant d'importance à la chaire, à la tribune.

Ceux qui se sont occupés de pédagogie n'auront pas de ces étonnements : ils savent combien le même maître peut différer de lui-même, suivant la chaire qu'il occupe (1).

Mais c'est surtout aux lecteurs de profession, c'est aux conférenciers qu'il faut demander de se prononcer sur cette question. A eux de dire d'après leur propre expérience, quelle est au point de vue du talent, du bien-être et de la force à mettre en jeu, l'influence de la table et du siège dont ils font usage.

Charles Dickens, le célèbre romancier, lisait debout, et dans toutes les villes où il faisait entendre ses charmantes lectures, aux Etats-Unis comme en Angleterre, il avait coutume de se faire précéder partout de son mobilier de « *lecturer* ». Ce mobilier consistait en une table fort simple, haute d'un peu plus d'un mètre, bien appropriée à la taille du lecteur. Elle présentait à gauche une partie surélevée de dix à douze centimètres environ, destinée à appuyer

---

(1) Ce fut une des raisons qui nous conduisirent à réclamer la suppression des chaires (*cathedræ*) dans les écoles, et leur remplacement par une table. Tel maître qui pérorait et jouait au tribun, la veille, enseignait le lendemain, au grand profit de tous. Un simple changement de mobilier avait accompli cette réforme. (*Hygiène scolaire*, 7ᵉ édition.)

l'avant-bras portant le livre. Une partie plus basse, à droite, recevait la carafe et le verre.

Un de nos conférenciers émérites, M. Legouvé, raconte avec *humour* l'histoire de la chaise qui l'accompagne partout, quand il doit parler :

« Mon métier d'auteur dramatique m'a appris que la veille d'une première représentation, il faut tout craindre, et tâcher de tout prévoir, car le meilleur moyen de n'avoir pas peur pendant la bataille, c'est d'avoir très peur avant.

« Je me dirigeai donc, la veille de la conférence, vers la salle Barthélemy, pour examiner le local, me rendre compte de sa contenance, en étudier l'acoustique, voir la place d'où nous devions parler, et enfin, essayer le siège sur lequel je devais m'asseoir. Ne riez pas. Le succès d'un orateur dépend quelquefois de la façon dont il est assis. On m'apporte une chaise. « Elle est trop haute ! m'écriai-je, j'aurais l'air d'un chef d'orchestre ! » On m'apporte un fauteuil. « Il est trop bas ! Le coussin est trop mou, je m'y enfoncerais jusqu'au menton, et ma voix s'y enfoncerait avec moi. Comment voulez-vous qu'on parle quand le buste pèse sur le diaphragme ! Plus de sons de poitrine ! plus de médium, et Molé l'a dit : « Sans le médium, plus de salut ! »

Je retournai donc chez moi assez perplexe. En rentrant, je trouve au coin du feu... qui? ma chaise de cuir qui se chauffait les pieds. En la voyant, une idée me traverse l'esprit, je cours à elle, je m'assieds... Juste ce que je voulais! Large de siège! basse de dossier! haute sur pieds! rembourrée et pas molle! ferme et pas dure!... Un quart-d'heure après, elle partait pour la salle Barthélemy. Mais le piquant le voici : c'est qu'une fois établie là, elle y resta six semaines. Tous les orateurs la trouvèrent si bonne qu'ils n'en voulurent pas d'autre. Elle devint un des membres du comité franco-polonais (ce comité avait organisé une série de conférences populaires à la salle Barthélemy au profit des réfugiés polonais) ! »

M. Legouvé ajoute que cette chaise l'a suivi partout. « J'avais pris pour elle une sorte d'attachement superstitieux; il me semblait que son absence m'aurait porté malheur; elle était devenue pour moi comme un ami, comme un *second*, je l'appelais en riant mon cheval de bataille (1)! »

Après avoir signalé des *desiderata* qui suggéreront à plus d'un professeur ou d'un conférencier quelques utiles réformes, nous avons cité deux exemples propres à montrer jusqu'où peut aller l'extrême délicatesse en une telle matière. La santé exige-t-elle des précautions aussi minutieuses? — Restons dans la mesure, et reconnaissons que l'hygiène peut être sauve à moins de frais et de peines.

(1) Legouvé, *Conférences parisiennes*, préface.

TROISIEME PARTIE

LE JOUR OU L'ON PARLE EN PUBLIC

DERNIERS CONSEILS

CHAPITRE PREMIER

AVANT DE PARLER

I

L'heure de parler approche. Si habitué, si aguerri que l'on soit à la lutte, c'est toujours pour l'orateur qui tient à sa réputation une heure solennelle, et l'occasion d'une émotion plus ou moins vive. « Plus un orateur est habile, plus il sait combien est difficile l'art de bien dire, plus il redoute l'incertitude du succès (1). » Reste-t-elle contenue dans de justes limites, cette émotion, ressentie à la veille de prendre la parole, est plutôt un gage de succès chez l'orateur encore maître de lui-même. Elle inspire ces derniers et suprêmes efforts qui achèvent une œuvre, dont l'insuffisance jusque-là inaperçue vient de se révéler.

Sentant déjà par avance le regard de ses auditeurs, croyant entendre les applaudissements ou les rumeurs du *Forum*, l'orateur juge plus sainement le plan, les développements, les arguments, la marche de son discours ; il s'affermit dans ses convictions, il modère l'exagération des idées, il corrige les imperfections de la forme. Dans cette sorte de répétition qu'il se donne à lui-même, il s'essaie avant l'heure, pour faire meilleur usage de ses véritables forces, et préparer ses réserves. Heureuse émotion, dont l'orateur profite pour une dernière revue de ses armes ; petite guerre qui va préparer la grande !

Mais, dépasse-t-elle cette mesure, l'émotion loin de fortifier l'orateur, le laisse abattu, et comme paralysé. Il voit passer devant ses yeux tous les dangers

____

(1) Cic., *De Orat.*, I, 26.

qu'il court, tous ceux qu'il imagine ; il a non seulement conscience de toutes les conditions du succès et de sa propre insuffisance ; mais encore, exagérant toutes choses, injuste envers lui-même, il déprécie l'œuvre préparée, il entre dans une défiance absolue et maladive de ses forces, il ne voit plus devant lui qu'un auditoire rebelle, injuste, que rien ne saurait convaincre ni satisfaire, et, pour triompher de cette hostilité, un orateur impuissant, abandonné à tous les hasards (1).

Ce n'est pas tout. La peur exerce sur l'organisme ses effets déprimants. Même à cette distance du moment solennel, l'orateur, quand il s'essaie, cherche dans son larynx, des notes qui se dérobent ; sa gorge est desséchée ; sa voix mal assurée ne semble plus capable de porter à distance, il dit faiblement, il dit mal ce qu'il sait le mieux, il manque les effets sur lesquels il comptait le plus. Un enrouement intem-

(1) « Pour moi, presque toujours mon discours me déplaît, car je suis avide d'un mieux, que souvent je possède au dedans de moi, avant que j'aie commencé à l'exprimer par le bruit de la parole ; et quand tous mes efforts sont restés au-dessous de ce que j'ai conçu, je m'afflige de sentir que ma langue n'a pas pu suffire à mon cœur. L'idée illumine mon esprit avec la rapidité de l'éclair ; mais le langage ne lui ressemble point : il est lent, tardif, et tandis qu'il se déroule, déjà l'idée est rentrée dans son mystère... » (Saint Augustin, *De erudiendis rudibus.*)

> « Ma pièce auparavant me semblait des meilleures.
> Maintenant je n'y vois que d'horribles défauts :
> Du faible, du clinquant, de l'obscur et du faux.
>
> . . . .
>
> . . . . . Où me cacher ? ou fuir ? »
> (*Métromanie*, act. V, sc. 1.)

pestif se produit. Sous l'empire de l'émotion qui saisit l'orateur, le rythme de sa respiration est altéré ; ses inspirations sont courtes, haletantes, son cœur bondit ; tous ses organes, toutes ses fonctions fléchissent dans une sorte d'affaissement vital ; ses membres sont brisés, le trouble qu'il éprouve l'a comme anéanti. A moins d'un effort vigoureux, d'une grande énergie de volonté, cet état va s'accuser davantage à mesure que s'approche le moment de prendre la parole. Parmi les grands orateurs, plus d'un a souffert de ces malaises, de ces cruelles émotions, comme on a vu les plus illustres et les plus braves généraux saisis d'effroi, et atteints des troubles physiques les plus profonds à la veille d'une grande bataille (1) !

Un professeur d'éloquence sacrée avoue « qu'il s'est trouvé maintes fois en cet état au moment de monter en chaire, et quand il attendait qu'on vînt le chercher. » « Si j'avais pu m'enfuir sans honte, dit-il, je l'aurais fait (2). »

Tel autre se compare à un condamné traîné au dernier supplice.

Combien d'orateurs, et des plus éminents, parlent des « *affres de la parole publique !* »

Récemment encore, le bâtonnier des avocats de Paris dépeignait de main de maître, ces premières an-

(1) Montluc, *Commentaires*, p. 614.
(2) Bautain, *Étude sur l'art de parler en public.*

goisses du jeune orateur, qui ne s'évanouissent avec les années, que pour être remplacées par d'autres sensations plus salutaires et moins troublantes :

« Vous voici à l'audience, à cette barre que de si grandes voix ont illustrée ; on appelle votre cause ; le silence s'établit, et le juge vous donne la parole. Ne vous étonnez pas, mes jeunes confrères, de l'angoisse secrète qui fait alors passer un nuage devant vos yeux, et paralyse un instant votre pensée. Vous pouvez mettre la main sur le cœur le plus endurci de vos anciens ; vous sentirez ce cœur troublé et palpitant, car ce moment est celui que, toute sa vie, l'avocat désire et redoute ; et plus il avancera dans la carrière, plus il comptera de causes gagnées ou perdues, plus il aura l'amour de son état et le culte de son art, plus il sentira profondément, non plus cette timidité confuse que les années emportent avec elles, mais une crainte salutaire dont je pourrais vous montrer l'égale expression dans la bouche de Cicéron, de Gerbier et de Jules Favre.

..... Que de périls en effet! Ces dangers sont partout, dans la cause, dans le juge, dans le public, dans l'adversaire (1) ! »

On verra plus loin comment on peut parvenir à dominer cette émotion, à surmonter l'accablement

---

(1) Barboux, *Discours prononcé à l'ouverture de la conférence des avocats*, déc. 1881.

physique qu'elle entraîne, et l'illusion qu'elle donne d'une maladie très réelle.

Assurément je ne parle pas ici de ces orateurs qui, très calmes du reste et très maîtres d'eux mêmes, se composent un air de malade avant de paraître en public, espérant gagner par là les sympathies d'un auditoire touché de l'effort de cet homme qui se sacrifie pour tenir sa parole, et descend dans l'arène meurtri avant de combattre.

C'est une petite comédie dont nous trouvons déjà des exemples dans Tacite, et que nos modernes, à commencer par Cousin, ont plus d'une fois exploitée, en la rajeunissant dans la forme.

L'hygiène n'a rien à voir à ce genre d'artifice, non plus qu'à s'inquiéter de ces orateurs sûrs d'eux-mêmes, et qui conserveront jusqu'au milieu des ruines de leur argumentation une imperturbable placidité.

Occupons-nous de l'émotion vraie, qui est un mal, un danger. Examinons s'il est des moyens de la combattre utilement.

II

Pour nous, il n'y a qu'un seul remède. Le temps, l'usage fréquent de la parole publique, l'expérience, ne suffisent pas toujours.

Quant aux stimulants, tels que le vin, le café, les alcooliques, il n'en faut rien attendre. Certains orateurs, d'un naturel impressionnable et nerveux, prenant pour un affaissement des forces l'excitation qui les travaille, ont instinctivement recours à ce genre d'excitants. Je ne jurerais même pas que, se fondant sur les dehors, et privés d'ailleurs d'expérience personnelle, quelques médecins n'aient conseillé un pareil traitement, rationnel en apparence. Nous ne le signalons, nous, que pour le proscrire. En effet, la faiblesse éprouvée est surtout de cause morale. Une préparation incomplète en est le plus souvent l'origine.

L'insuffisance d'un travail préparatoire qui laisse la mémoire en défaut, l'habitude de l'étude superficielle, et la conscience de l'incertitude qu'elle donne à l'esprit, conscience d'autant plus vive que l'heure de parler est plus proche, nous paraissent les causes vraies et profondes de tout ce trouble : l'orateur est alors dans la situation d'un général obligé de livrer sur l'heure une bataille décisive, et qui s'aperçoit tardivement que ses troupes sont trop peu nombreuses, ou mal aguerries ; que les moyens d'action lui manquent. L'énergie, la force de caractère, l'expérience permettent de dissimuler l'émotion que fait naître le sentiment de cette insuffisance, mais non d'y échapper.

Tel l'orateur, réduit, lui aussi, dans cette veillée

des armes, à regretter le temps perdu, la préparation négligée, à comprendre, mais trop tard, tout ce
qu'il aurait pu faire de cette cause jugée ingrate, de
cette thèse trouvée aride, de cette idée inféconde,
avant le travail. En vain, il s'épuise à utiliser ces
derniers instants, dans un fiévreux et impatient
labeur; en vain il s'agite, se surmène; il ne recueille
que le trouble de l'esprit aux abois; il ne fait
qu'augmenter l'état de malaise de l'organisme sur-
excité.

III

Surtout que l'orateur qui a commis cette impru-
dence, n'ajoute pas à cette première faute, celle de répéter son discours tout haut et sans mesure, dans les
heures qui précèdent le moment où il doit le prononcer : il risquerait de briser sa voix. Il y a un temps
propice pour ce genre de préparation : combien s'y
livrent en marchant, en se promenant, partout,
même au bain, dit le poète (1)! La préparation par-

(1) .... In medio qui
Scripta foro recitent sunt multi, quique lavantes...
(Hor. l. I; *Sat.* iv.)

« Une méthode que je regarde comme excellente est ce que
j'appelais *promener mes notes.* Dans les grandes causes, quand
j'avais fait mon *extrait,* j'allais hors barrière, par delà le mur
d'octroi, et là, j'entamais ma cause, parlant seul, tout haut, et

lée ne doit pas être ainsi reléguée *in extremis*. Ce n'est plus l'heure de demander à l'oreille, arbitre suprême du style, *superbissimum auris judicium,* comme dit Cicéron, d'en juger en dernier ressort.

Puisqu'il le faut, la préparation mentale va prendre ces derniers instants que l'orateur prudent aurait réservés pour un repos nécessaire avant la lutte ; mais qu'au moins, il garde le silence. Après avoir compromis le fond, par une préparation insuffisante, qu'il n'use pas, dans un simulacre de combat, la force, la pureté, et l'éclat de sa voix : qualités secondaires qui pourront encore peut-être lui faire quelque honneur, et sauver les apparences, si critique que soit la situation qu'il s'est faite.

Tous les orateurs savent de quel prix sont pour eux les conseils d'un ami, la répétition de leur discours devant des auditeurs pris pour juges de ce

tâchant d'habiller ce squelette et de lui donner un corps. Quelquefois il me venait de bonnes choses ; d'autrefois, des intentions que je désavouais à l'instant, ou des expressions que ma propre oreille, qui me tenait lieu d'auditoire, jugeait maladroites ; elles m'étaient arrivées sans réflexion, et en gardant les unes j'étais certain d'éviter le retour des autres. — En tout, j'essayais, si je puis parler ainsi, de cantonner mes raisonnements, mes preuves, mes mouvements, c'est-à-dire que je convenais avec moi-même que je pourrais aller à telle limite, mais non au delà ; je traçais autour de moi un cercle de Popilius, que je m'interdisais de dépasser quand je serais sur le terrain du combat. Je revenais de cette étude, ou si l'on veut, de cette répétition, avec une confiance et une sûreté d'action que je n'aurais pas eues sans cela. (Dupin, *Mémoires*, introduction, p. 9.)

premier essai. Le moyen est excellent; mais il faut en bien choisir l'heure, et ne jamais remettre cette épreuve au dernier moment.

Votre préparation est-elle insuffisante, il est trop tard pour modifier votre plan ou vos moyens.

Êtes-vous de ces travailleurs que rien ne satisfait; je vous souhaite la bonne fortune de rencontrer un juge aussi sensé que d'Aguesseau, disant à son fils qui le consultait sur un discours déjà mille fois corrigé. « Le défaut de votre discours est d'être trop beau ; il serait moins beau si vous le retouchiez encore. »

Dans les dernières heures, il faut que l'orateur se garde de céder aux importunités des amis ou des fâcheux, de se laisser entraîner à discuter sa thèse. Déflorer le sujet, affaiblir sa confiance dans la valeur de ses arguments, n'est pas le seul danger qu'il court ; il va compromettre ses forces, avant l'action.

IV

Il n'en est pas de la préparation d'un discours, comme de la composition d'un livre. L'auteur s'exécute rarement au jour dit; il recule la livraison de son manuscrit, ou il fait chèrement payer à l'éditeur une apparente exactitude, lorsque, comme Balzac par exemple, il ne présente son manuscrit que pour le reprendre, le raturer, le biffer, et parfois le remplacer par un autre, qui n'était pas toujours définitif.

L'orateur, lui, n'a pas de ces licences, et ne jouit pas de ces atermoiements. Discours, rapport, plaidoyer, leçon ; tout doit être prêt à heure fixe.

Cette nécessité ne contribue pas peu à l'émotion préoratoire ; elle augmente les difficultés d'une préparation qu'elle rend encore plus nécessaire.

Le travail du dernier moment ne doit être que le complément du travail antérieur ; il ne peut jamais le suppléer.

V

Ceux qui s'étonnent de la facilité avec laquelle certains improvisateurs se tirent d'une harangue subitement imposée « *fortuita et subita dictio* (1), » ignorent cette distinction. L'orateur, qui, par un travail antérieur, s'est acquis un large fonds d'idées, peut parler *ex abrupto,* en rassemblant, pour ainsi dire, d'un coup d'œil rapide, magistral et fécond, les pensées que le sujet commande (2).

(1) Tacite, *De Orat*.
(2) Rien de plus intéressant, quoique rien de plus personnel que la manière de préparer adoptée par les grands orateurs. « Quand Bossuet avait à prêcher, il se recueillait quelques heures, puis sortant tout à coup de cette méditation, plein de son sujet, et comme pressé par le flot de ses pensées, il écrivait à la

Mais combien peu d'orateurs ont su amasser cette épargne, qui, seule, donne le droit d'*improviser* dans le sens digne du mot (1)!

Fénelon a dit excellemment :

« J'ai remarqué, en bien des occasions, que ce qui manque le plus à certains orateurs, qui ont d'ailleurs beaucoup de talent, c'est le fonds de science : leur esprit paraît vide; on voit qu'ils ont eu bien de la peine à trouver de quoi remplir leurs discours; il semble même qu'ils ne parlent pas parce qu'ils sont remplis de vérités, mais qu'ils cherchent les vérités à mesure qu'ils veulent parler. C'est ce que Cicéron appelle des gens qui vivent au jour la journée, sans nulle provision : malgré tous leurs efforts, leurs dis-

hâte quelques lignes, pour se diriger dans l'improvisation et s'y maintenir. Dans ces plans jetés sur le papier, on voit les points indispensables, les idées principales, les citations de l'Écriture et des Pères de l'Église en leur lieu, çà et là quelques grandes pensées, des expressions fortes, des exclamations de surprise à la vue de quelque vérité qui lui apparaît. Avec ce sermon en projet, il montait en chaire, et remplissait ce cadre de mouvements, d'images, de fortes peintures liées entre elles, par les idées principales plutôt que par l'artifice des transitions. » (Nisard, t. III.)

(1) L'empire de la mode s'exerce aussi sur le procédé oratoire. Suivant les époques, elle se montre favorable ou défavorable à l'improvisation. En 1815, presque aucun des orateurs de la Chambre n'osait improviser : tous lisaient ou récitaient.

« Les avocats étaient un peu plus hardis : cependant Hennequin et de Martignac, pour ne rappeler que les plus grands, récitaient d'un bout à l'autre des plaidoieries écrites, et non seulement cela ne prêtait pas à rire, mais encore on les trouvait admirables de pouvoir réciter avec tant de naturel! » (Barboux, *op. cit.*)

cours paraissent toujours maigres et affamés. Il n'est pas temps de se préparer trois mois avant que de faire un discours public; ces préparations particulières, quelque pénibles qu'elles soient, sont nécessairement très imparfaites, et un habile homme en remarque bientôt le côté faible; il faut avoir passé plusieurs années à se faire un fonds abondant. Après cette préparation générale, les préparations particulières coûtent peu; au lieu que, quand on ne s'applique qu'à des actions détachées, on est réduit à se payer de phrases et d'antithèses, on ne traite que des lieux communs, on ne dit rien que de vague, on coud des lambeaux qui ne sont pas faits les uns pour les autres, on ne montre point les vrais principes des choses, on se borne à des raisons superficielles, et souvent fausses; on n'est pas capable de montrer l'étendue des vérités, parce que toutes les vérités générales ont un enchaînement nécessaire, et qu'il les faut connaître presque toutes pour en traiter solidement une en particulier. »

On ne saurait trop le répéter : par une préparation incomplète, l'orateur est condamné à une marche pénible, à d'incessants et infructueux efforts : il se débat contre son insuffisance et contre l'impatience de son auditoire.

VI

Frappés de ces dangers, mais trop occupés ou trop courts de vue pour se livrer à ces études préparatoires, qui semblent un luxe parce qu'on les croit sans objet, alors qu'elles seules font la vraie éloquence, aimant mieux vivre au jour le jour, et n'accepter que des fatigues inévitables, mais dont le fruit est immédiat et palpable, beaucoup d'orateurs se bornent à débiter plus ou moins littéralement des discours écrits et appris par cœur. Physiquement, ce procédé n'exclut pas la fatigue, puisqu'il impose, avec les difficultés de la composition et du travail écrit, la tâche pénible d'emmagasiner plans, développements, effets dans la mémoire, jusqu'au jour où l'orateur doit paraître devant le public.

Ils sont bien rares les orateurs, qui récitant des discours composés d'avance et appris par cœur, sont capables d'y mettre l'accent de vérité, et de faire prendre pour un discours improvisé, ce qui n'en est qu'une plus ou moins habile imitation.

Sous la Restauration, le général Foy et le duc de Fitz-James purent, à cet égard, passer pour des modèles.

Parmi les orateurs modernes qui ont illustré, de nos jours, la tribune, la chaire ou le barreau, plusieurs sont doués d'une aussi prodigieuse mémoire; mais pour un qui, en répétant, ou en lisant des notes, reste encore orateur, combien ne parviennent pas à galvaniser un public glacé par la vue du manuscrit; combien même ne se donnent pas la moindre peine pour relever, par l'accent ou le geste, la monotonie d'une leçon trop apprise et mal dissimulée!

Quel effet autrement puissant produiraient les conférences d'un orateur sacré que je pourrais nommer, si tant de science, d'éloquence et de poésie, sortaient, non pas de la mémoire de l'orateur, mais toutes vivantes encore de son âme, pour arriver à l'auditoire, avec le souffle de l'inspiration, l'émotion de l'accent, et l'éloquence du geste!

Nous ne voulons considérer les choses qu'au point de vue de l'hygiène, et ne voir que les efforts mal employés, les facultés mises à une si rude épreuve, la tension cérébrale imposée pendant des semaines, pour fixer dans l'esprit et sur les lèvres cette froide imitation d'un discours, dont un mouvement inattendu, un bruit, l'attitude d'un auditeur suffisent à déranger la trop symétrique ordonnance (1).

______

(1) Un accident de ce genre a rendu service à plus d'un orateur de la tribune ou de la chaire, en l'amenant à s'affranchir une fois pour toutes de la servitude de la récitation.

« Dans ses débuts, un prédicateur (l'abbé Gabriel), écrivait ses sermons depuis la première ligne jusqu'à la dernière, et les récitait de mémoire. Il faisait mieux : il ne prononçait jamais le même sermon. Cependant on vint un jour le prier de prêcher à nouveau pour la fête patronale, le sermon de l'année précédente.

On dit que Bourdaloue récitait ses admirables sermons, et qu'il ne parvenait à éviter les distractions, qu'en fermant les yeux pendant toute la durée de ses discours.

Lacordaire, à ses débuts, prononça à Saint-Roch un sermon récité. Il échoua si complètement que chacun se dit en sortant : « Ce ne sera jamais un prédicateur. » Il cessa de réciter, et il se prépara à devenir l'orateur que l'on sait.

Thiers, qui lui aussi avait commencé par réciter, fut bientôt contraint de renoncer à cette méthode. Pourquoi? Il va nous le dire lui-même. C'était en 1831, à un dîner chez M. Decazes. Mérimée, après avoir félicité le jeune orateur sur un récent succès, lui demanda comment il était arrivé à parler si facilement, après ses premiers échecs :

« C'est bien simple, répondit Thiers, j'avais d'abord fait fausse route, en croyant devoir écrire mes discours et les apprendre par cœur, si bien que la moindre interruption me faisait perdre le fil. Mais

Il s'excuse; on insiste; il se rend. Quelques jours après, cahier en poche, il montait en chaire : l'église regorgeait de fidèles. A peine avait-il prononcé les premières phrases de l'exorde, que, dans les rangs pressés de l'assistance, une dame excentriquement costumée, cherche à se frayer un passage, dérange chaises et gens, et se poste en face de la chaire. Le trouble de l'auditoire gagne l'orateur ; il s'arrête, consulte son manuscrit, reprend la parole, s'interrompt encore. Mais, cette fois, son parti est pris, et jetant de côté cahiers et souvenirs, il s'abandonne à tout risque à l'improvisation... De ce jour il cessa de réciter. (Victor Pierre, *L'abbé Gabriel, sa vie, ses œuvres,* 1867.)

du moment où j'ai vu qu'un discours politique ne devait être qu'une causerie d'affaires, et qu'il fallait parler à une assemblée comme on le fait dans un salon, j'ai été tout étonné moi-même de ma facilité à exprimer ce que je voulais dire. J'ai médité mes discours, mais je ne les ai plus appris par cœur, et surtout je n'ai plus visé à l'éloquence. Voilà tout mon secret, monsieur (1). »

D'autres orateurs s'épargnent une partie de ce travail et de ces dangers. Ils écrivent leur discours, et le jour venu, ils apportent résolument leur cahier, tournent leurs feuillets; ils lisent (2). Vous croyez

(1) Auguste Barbier, *Souvenirs, Silhouettes contemporaines.*

(2) « Réciter, dit Dupin, m'eût été impossible; on s'en fût aperçu de suite, j'aurais été froid et languissant; une interruption du président ou de l'adversaire m'eût probablement dérouté; mes moyens auraient été limités, circonscrits; les inspirations d'audience ne seraient pas venues me trouver; d'ailleurs, avec une telle habitude, comment répliquer? J'ai donc pris le parti de plaider simplement sur des notes, d'abord un peu étendues, puis réduites à leur plus simple expression. Si j'avais une grande cause, et qu'elle exigeât un exorde, je l'écrivais et je le lisais ouvertement ; puis, je prenais mon extrait, et alors je me trouvais d'autant plus à l'aise que mes notes étaient moins chargées : le public et les juges s'en apercevaient bien. » (Dupin, *Mémoires,* introduction.)

« Paillet, dont on peut dire qu'il fut le type achevé de l'avocat des temps modernes, Paillet fut un surprenant improvisateur. Sur un simple cahier était disposée à larges traits l'admirable charpente d'une puissante synthèse. Là résidait tout l'effort de sa préparation. Libre alors et tout à lui, à l'exemple des cavaliers qui montent à nu, il se portait plus lestement au point menacé. » (Le Berquier, *Préface des plaidoyers et discours de Paillet.* 1881.)

qu'ils ont pris le bon parti hygiénique? Ils n'ont pas même cette consolation.

Lire ses discours ne compromet pas seulement les moyens oratoires d'ordre supérieur : la verve, l'influence intellectuelle, l'action morale sur l'auditoire ; ce procédé affaiblit, anéantit jusqu'aux moyens physiques de l'orateur.

Pour en être convaincu, il suffit de comparer une même personne dans les deux rôles successifs de causeur, puis de lecteur. Laissant de côté l'effet, si prompt et si sûr, l'intérêt et la communication d'âme à âme, si faciles dans le premier cas, si rebelles dans le second, il est aisé de noter la perte subite, fatale des moyens physiques, de la puissance de la voix chez celui qui de causeur se métamorphose en lecteur. Où est cette voix claire, sonore, infatigable de ce causeur, quand on n'a plus devant soi que le lecteur? C'est le même homme, et cependant, il n'a pas lu quelques lignes qu'il s'enroue, qu'il a des « chats » dans la gorge, qu'il est obligé de faire le « hem » traditionnel, de boire gorgées d'eau sur gorgées d'eau, d'avoir recours à quelques pastilles, à tous les artifices possibles pour conserver un reste de voix, dans le rôle nouveau qu'il s'est fait? A-t-on besoin de tout cela, pour ne pas s'enrouer, quand on parle, quand on cause?

Et puis, quelle situation fausse que celle de l'orateur qui lit! N'est-il qu'un lecteur, il lui faut alors renoncer à l'action, au geste, sous peine de ridicule. Veut-il être pris pour un orateur? Mais la vue du cahier, la froideur du débit, ne nous laissent aucune illusion! Nous n'avons guère entendu qu'un orateur du barreau capable de se faire écouter et admirer, alors qu'il lisait et récitait d'un bout à l'autre, sans le dissimuler, des plaidoyers d'ailleurs toujours écrits avec un soin parfait. C'était, il est vrai, un maître de la parole, et puis sa diction était si naturelle, son accent paraissait si vrai, son émotion si bien jouée, si communicative, son geste si entraînant! Il fallait voir le manuscrit que l'avocat tenait toujours à la main pendant ses plaidoiries, pour ne plus croire qu'on entendait un discours improvisé. Mais qui prend tant de soins de sa gloire d'orateur et d'écrivain, ne compte ni les difficultés qu'il multiplie, ni les fatigues qu'il s'impose, ni les surprises qu'il se ménage.

« Dans un procès de presse où X... devait plaider avec moi, et dans lequel je m'étais seulement réservé la réplique pour lui laisser la grande plaidoirie, ce jeune avocat, plein d'esprit et d'élégance, avait écrit son plaidoyer. Il nous en donna lecture avant l'audience, dans une conférence où assistaient Manuel et Benjamin Constant, qui s'intéressaient à l'affaire, et comme dans un endroit où il croyait avoir rendu l'accusation parfaitement ridicule, l'avocat disait d'un air satisfait : « Vous riez sans doute, messieurs? « je posai ma main sur celle qui tenait son cahier, et je lui dis froidement : « Et si l'on ne rit pas? » — Il resta court et comprit la nécessité, même en écrivant, de se tenir toujours prêt à parer aux incidents, pour n'être pas déconcerté (1)! »

Seul, l'orateur qui parle, et ne lit pas, est à l'abri de ces accidents. Mais, — et c'est surtout ce qui nous importe ici, — seul, il conserve toute la plénitude, l'étendue, la résistance de sa voix, enfin ce je ne sais quoi de vivant que porte avec elle toute parole venant directement des profondeurs de l'âme et de la pensée, à l'encontre de celle qui épèle le livre ou le cahier.

VII

Il y a des orateurs qui avant de parler prennent leurs précautions. Sans aller jusqu'à enlever au cœur, à l'âme le rôle que leur réserve Quintilien, et à traduire trop librement *pectus* par estomac, dans la formule *pectus est quod disertos facit,* ils ne croient devoir aborder la tribune qu'après avoir fait un solide repas, afin de se donner les forces nécessaires.

Sans doute, la fatigue oratoire impose une réfec-

(1) Dupin, *Mémoires.*

suffisante ; l'hygiène ne l'a jamais interdite. Elle sait quelle dépense d'oxygène, de carbone exige la respiration si active de l'orateur ; aussi, d'une part, elle fixe très libéralement la dose d'aliments respiratoires ; d'autre part, comme il faut compenser les pertes dues à l'activité musculaire, à l'exercice, à la transpiration, elle élève, dans le régime ordinaire de l'orateur, la dose d'aliments plastiques et réparateurs. Je dis dans le régime ordinaire de l'orateur, car de même que la préparation oratoire ne doit pas être reléguée aux derniers moments, ce n'est pas non plus à la dernière heure qu'il faut songer à donner à l'organisme les forces dont il a besoin pour la lutte. Il importe de s'y prendre plus tôt : la réfection, précédant immédiatement l'exercice de la parole, n'est pas plus opportune que le travail du dernier moment : l'une et l'autre risquent d'indigérer.

Sans doute, on peut trouver d'illustres exemples pour faire précéder la lutte oratoire d'un bon et copieux repas. Il est impossible de discuter les exigences organiques, ou les fantaisies individuelles, les idiosyncrasies. Il reste cette vérité admise par la très grande majorité des orateurs, que le mieux est de ne pas surcharger l'estomac avant de prendre la parole. La force oratoire ne vient pas de la richesse d'un menu.

On peut même singulièrement diminuer ses

moyens, à force de rapprocher le repas ordinaire du moment où l'on prend la parole.

Qu'il s'agisse de l'ordre intellectuel ou de l'ordre physique, il n'est pas bon de tenter de faire deux besognes à la fois, l'une devant nécessairement nuire à l'autre. Lorsque le sang, l'activité vitale, sont ainsi appelés, en même temps, vers deux appareils organiques différents, l'un d'eux est fatalement sacrifié.

En vain dira-t-on que l'estomac est vigoureux, que ses fonctions, s'accomplissant dans ce *silence organique* qui est la preuve de la santé, ne peuvent en rien porter préjudice à l'activité du cerveau : il n'en est pas moins vrai que l'estomac rempli d'aliments tient plus de place que quand il est vide ou presque vide, que la place occupée par cet organe, l'est pendant la digestion au détriment du diamètre vertical de la poitrine, du développement du poumon dans l'inspiration, du jeu libre du diaphragme. Que l'on compare la voix du même homme, d'abord, quand il est à jeun, et ensuite après le repas. La voix n'a jamais la même ampleur, la même force, la même portée dans le premier cas que dans le second ; c'est un orgue dont on a diminué la soufflerie d'un tiers ou de moitié.

Est-on contraint d'aborder la tribune après le repas, mieux vaut encore le faire immédiatement, qu'après une heure d'intervalle. En effet, c'est environ dans ce délai que l'estomac, renversé, sa face inférieure tendant à devenir supérieure et s'appliquant contre le diaphragme, gêne davantage l'action de ce muscle, et des organes placés au-dessus.

L'usage des *toasts*, ou discours prononcés à la fin de repas longs et solennels, usage importé d'Angleterre, et qui a pris chez nous, surtout depuis quelques années, une si grande extension, fournit d'excellentes occasions de juger l'influence du repas sur le discours qui le suit de plus ou moins près. Sauf de rares exceptions, les toasts remarquables pour la verve, l'esprit, l'action sont prononcés par des orateurs qui ont prudemment ménagé leur estomac, et réservé toutes leurs forces pour la partie intellectuelle du menu à laquelle ils doivent contribuer. Aussi reconnaît-on les bons *toasters,* à la frugalité qu'ils s'imposent. Ceux-là ont appris à se défier de la mise en œuvre simultanée de l'énergie de l'estomac et de l'action du cerveau.

La veille, le matin du jour où il doit prendre la parole, il convient que l'orateur surveille ses repas. Il lui faut s'observer sur la quantité des aliments dont il fait usage, écarter les aliments suspects, ceux dont il n'a pas l'habitude. Une digestion mauvaise, ou difficile, cause un malaise qui retentit sur le système nerveux; il en résulte un état d'abattement, une congestion de la tête, qui privent l'orateur de ses moyens, et lui ôtent la libre possession de lui-même.

L'expérience a conduit un grand nombre d'avocats et de chanteurs à ne prendre qu'une légère collation, avant de parler ou de chanter.

En raison de leur influence irritante sur la muqueuse du pharynx, il sera bon d'éviter les mets fortement salés ou épicés. Les substances gélatineuses, albumineuses, comme le lait, les œufs, et particulièrement le lait de poule, sont considérés comme favorables à la voix, sans doute parce qu'à leur action adoucissante se joint un effet mécanique : elles entraînent les mucosités du gosier.

On a vanté bien des moyens pharmaceutiques propres à assurer la pureté de la voix, ou à l'éclaircir. Parmi les substances les plus accréditées pour obtenir cet effet, figurent l'alun et le borax. Un médecin « conseille aux chanteurs de mettre dans la bouche un petit fragment de borax de 15 à 20 centigrammes et de le laisser fondre. On a ainsi une abondante sécrétion de salive dans la bouche et l'arrière-bouche ». Outre ce moyen, il recommande aux orateurs, avocats, prédicateurs, dont la voix se voile aisément, l'usage d'un gargarisme astringent : 5 à 10 grammes d'alun et 20 grammes de miel rosat, pour 200 grammes de décoction d'orge ou d'eau simple (1).

(1) Dr Corson, *Répertoire de pharmacie.*

On a vanté les inspirations de vapeur d'essence de térébenthine et de goudron, pour dissiper l'enrouement, diminuer la sécrétion exagérée de la muqueuse, prévenir la raucité de la voix. Ce traitement fort simple se fait au moyen d'une sorte de biberon inspirateur, chargé de goudron et d'essence de térébenthine. Quelques inspirations suffiraient pour donner à la voix toute sa netteté et sa sonorité (1).

Il ne faut pas oublier que la voix est singulièrement influencée par la fatigue générale, et que dans ce cas, les remèdes locaux ne sont que des palliatifs bien insuffisants.

Conçoit-on en quelles dispositions fâcheuses se présente l'orateur, quand au lieu de s'être retrempé dans un sommeil réparateur, il vient de passer une dernière nuit d'insomnie, due à l'émotion ou à un travail tardif, fiévreux.

VIII

On sait que beaucoup d'orateurs ne se croiraient pas préparés physiquement à aborder la tribune, s'ils n'avaient pris : l'un, une boisson excitante, l'autre, quelque boisson tonique.

(1) Sandras, *Mémoire lu à l'Académie de Médecine.*

Pitt, dont le régime était très frugal, ne traitait jamais une affaire de quelque importance, sans avoir pris un peu de vin de Porto, avec une cuillerée de quinquina.

Tel autre orateur croit ne pouvoir prendre la parole, sans avoir bu du café. Les boissons chaudes, les boissons plus ou moins alcooliques ont aussi leurs partisans.

Ce sont là des habitudes, parfois des manies. Ces habitudes ont-elles été raisonnées? Cela n'est pas nécessaire pour que ceux qui les ont prises y tiennent, et les croient excellentes.

Quant au café, cette boisson excitante mais astringente, est-elle bien propre à communiquer à la muqueuse du pharynx la souplesse, l'humectation favorables à l'émission de la voix? Et puis, le café ne donne-t-il pas un coup de fouet à la circulation, et par là, à la respiration?

Les boissons alcooliques altèrent la voix, la rendent rude, rauque par l'irritation qu'elles déterminent. On sait quel timbre caractéristique prend la parole chez les individus qui font abus des boissons alcooliques. Même au point de vue physique, il ne faut pas se fier à l'adage trompeur :

Fecundi calices quem non fecere disertum (1)!

(1) Hor., *Epist.*, l. I, v.

La notion physiologique permet d'établir la règle ; mais la prescription hygiénique ne peut être absolue : le sujet, l'homme est si différent de lui-même !

CHAPITRE II

PENDANT QUE L'ON PARLE

I. Juger d'un coup d'œil la salle, le milieu, ses qualités, ses défauts.

II. Bien poser sa voix. Surveiller son attitude.

III. Les malaises réels ou simulés. Les orateurs défaillants. Excès d'énergie; éloquence de cris et de coups de poings. Quand la véhémence est nécessaire.

IV. Le temps pendant lequel on parle. Durée des plaidoiries. Durée de la parole dans les usages de la chaire. Durée d'une conférence, d'un cours, d'une leçon. Durée des discours de la tribune. Besoin senti de la limiter. La vraie mesure : accord de l'art et de l'hygiène.

V. Les adjuvants de la voix. Boissons en usage chez les orateurs anciens et chez les modernes. L'ère et les vertus de l'eau sucrée. Les breuvages alcooliques et stimulants. Les orateurs abstentionnistes. Le verdict de l'hygiène.

I

S'il a suivi nos conseils, l'orateur, bien préparé, peut maintenant aborder la tribune. Il a prévu tout ce qu'il fallait prévoir, et restreint le champ des surprises. Il connaît, il a vu la salle; il a jugé de sa forme, de ses dimensions, des conditions probables de l'acoustique; il sait la place qu'il doit occuper; il réglera son attitude suivant la disposition de l'auditoire ; il appréciera l'effort à faire, le ton à prendre, etc.

Dès les premiers mots, il se rendra compte du degré de sonorité de la salle. S'il a des raisons de craindre une sonorité excessive, des résonnances confuses, un écho, il devra parler moins vite et le plus distinctement possible. Il interrogera son auditoire : tout est langage pour un observateur calme et sagace : silence, attention, attitudes, mouvements de chaises. Juge-t-il qu'on l'écoute mal, il lui faut en trouver la cause, et ne pas se contenter ou de crier ou de parler plus vite : comme si les cris augmentaient l'intérêt dans la même proportion que la fatigue ; comme si la volubilité n'avait pas pour unique effet d'ajouter aux difficultés de la perception, et de substituer à la parole un bruit assourdissant.

II

Nous avons montré qu'il est d'un intérêt capital, au point de vue de l'hygiène oratoire, de bien choisir, dès le début, le *timbre* et le *ton* de la voix. Cela n'importe pas moins pour le succès. C'est bien souvent sur la première émission de voix, que l'on est jugé, qu'on plaît ou qu'on déplaît : si la voix est criarde, l'auditeur en ressent une impression fâcheuse dont il est bien difficile de le faire revenir !

Du reste, qui commence bien n'est pas assuré pour cela de bien finir; il se donne du moins, la moitié des chances favorables : « *dimidium facti qui bene cœpit habet.* »

Mais il en est de la voix comme des autres éléments de l'action, et de l'intelligence elle-même. Il faut, dès le début du discours, secouer la torpeur des organes! *Cogenda mens ut incipiat*, suivant l'expression si juste de Sénèque.

Il y a telles voix excellentes pour les dimensions d'un salon, qui ne parviennent qu'avec peine à se faire entendre dans une salle de proportions plus grandes. A l'orateur habile de prendre un diapason plus élevé; mais il devra s'écouter et bien se garder des tons criards.

Quelques orateurs commencent très bas, à dessein, soit pour mieux commander le silence, l'attention, dès leurs premières paroles, soit pour réserver des effets dans la suite : leur voix s'élève peu à peu, devient vibrante; elle fait par là même, une impression d'autant plus vive. Mais cette politique exige que l'orateur sache manier sa voix, et conduire ses modulations suivant l'effet produit. Nous connaissons des orateurs qui en usent ainsi; mais ils sont passés maîtres en leur art, ils gouvernent un auditoire à leur gré, et avant tout, ils se gouvernent eux-mêmes.

Or, combien d'orateurs, loin d'être maîtres d'eux,

à ce moment solennel, n'ont plus conscience que des dangers auxquels ils s'exposent, à ces dangers si bien décrits par Cicéron !

« Oser prendre la parole, seul au milieu d'une nombreuse et silencieuse assemblée, qui vous entend discuter les plus importantes affaires, est une grande et dangereuse entreprise. Car il n'y a personne qui ne remarque plus finement et avec plus de rigueur les défauts de nos discours, que leurs beautés, et toutes les fois que nous parlons en public, nous sommes jugés (1). »

On n'est pas le maître de choisir le jour où l'on parle. Quelle conduite doit-on tenir, si, la voix ce jour-là, est fatiguée? Il faut, tout en respectant les effets et les nuances, abaisser d'un ou de deux degrés le ton du discours; il faut *transposer*, comme disait Talma (2).

---

(1) Cic., *Brutus,* 27, 125.

(2) M. Legouvé raconte qu'il assistait, un jour, à une leçon privée de Samson : « J'arrivais chez lui, avec une de ses élèves... Il était étendu sur un fauteuil, un peu pâle et parlant à voix très basse. Je vous demande pardon, nous dit-il, de vous recevoir en robe de chambre et de parler si bas, mais ce soir je joue un des rôles les plus fatigants du répertoire, l'*Intimé des Plaideurs,* et j'ai besoin de ménager mes forces. »

Nous lui proposons de nous retirer.

« Non, non, reprit-il, cela ne m'empêchera pas de donner ma leçon. »

« L'élève commença. Il ne s'agissait pas moins que de la grande scène d'*Agrippine,* dans le premier acte de *Britannicus.* Eh bien, M. Samson, enfoncé dans son fauteuil, les yeux à demi fermés, les mains dans les poches de sa robe de chambre, sans faire un geste, sans élever la voix, exprima avec une telle grandeur

L'émotion n'a pas moins d'influence sur l'attitude de l'orateur.

« L'instinct de la nature, dit Voltaire, enseigne à prendre d'abord un air, un ton modeste avec ceux dont on a besoin. L'envie naturelle de captiver ses maîtres et ses juges, le recueillement de l'âme profondément frappée, qui se prépare à déployer les sentiments qui la pressent, sont les premiers maîtres de l'art ».

Heureux l'orateur si l'on peut mettre sur le compte de l'art, et d'une modestie calculée, une attitude qui n'est que gênée par l'émotion !

Plus heureux encore celui qui est assez maître de lui pour surveiller son attitude, pour songer, par exemple, à ne pas se tourner toujours du même côté, à ne pas se pencher continuellement en avant : la portée de la voix a tant à y perdre !

toutes les passions de cette terrible impératrice, en indiqua si bien toutes les nuances, que mon premier mouvement fut de m'écrier : « C'est admirable ! » et le second, de lui dire : « Comment avez-vous fait ? »

« C'est bien simple, me répondit-il en souriant, j'ai suivi le conseil de Talma : j'ai *transposé*. — Comment transposé ? — Sans doute, ce n'est pas dans l'éclat ou dans l'intensité du son que réside la grandeur du débit : elle résulte des vibrations de l'âme dont la voix est l'écho. Il suffit donc de mettre dans les mots juste assez de son pour qu'ils portent jusqu'à l'oreille de celui qui parle. Ainsi agissait Talma. Le jour où il se sentait fatigué, il transposait, c'est-à-dire qu'à la façon d'un chanteur, il baissait tout son rôle d'un ou de deux tons, il donnait deux ou trois fois moins de voix ; l'effet produit était moins fort, mais aussi complet dans sa mesure. Voilà mon secret. » (Legouvé, *M. Samson et ses élèves.*)

Parle-t-on debout, il ne faut pas seulement se tenir droit; il faut bien poser ses pieds, afin de fournir
une base ferme, solide à tous les mouvements que
l'action nécessite : les avocats, les orateurs de la
tribune, les prédicateurs savent par expérience, ce
qu'il en coûte de négliger cette précaution indispensable pour diminuer la fatigue et doubler les
forces.

III

Si ému que l'on soit, il faut s'efforcer de se mettre
à la hauteur de sa tâche. L'auditeur n'admet pas
l'accablement chez celui qu'il acceptait pour maître.
L'orateur a-t-il réellement quelque malaise, il doit,
loin d'y faire allusion, s'efforcer de le dominer. A
plus forte raison, doit-il s'abstenir d'exploiter
comme un moyen de rhétorique, une souffrance de
commande.

Tacite dit de ce procédé :

« Permettrait-on maintenant à un orateur de par-
ler dans son exorde de la faiblesse de sa santé ?
C'est par là cependant que débute presque toujours
Corvinus ! »

Corvinus a fait école, et n'était mon respect pour
leur talent ou leur mémoire, je pourrais reprocher
à tels de nos grands orateurs contemporains, d'avoir

trop souvent imité ces chanteurs, qui très sûrs de leur voix, font solliciter pour elle l'indulgence du public.

A côté de l'orateur ému, se retranchant derrière sa faiblesse physique, réelle ou simulée, il y a l'orateur spéculant sur la force de ses poumons pour imposer ses idées. L'un parlait bas et *submisse*, l'autre ne ménage ni les cris, ni les gestes, et la tribune gémit sous son poing vigoureux.

Il a sans doute de grands modèles; il se rappelle que Cicéron parlant du ton et de la véhémence de Démosthène, l'appelle *l'Hercule-Orateur* (1).

Mais tout est dans la mesure, et il convient d'ajouter que, d'accord avec Quintilien, le même auteur reproche à certains orateurs *d'aboyer*, au lieu de *plaider* « latrare non agere (2), » et il désigne sous le nom de *canina eloquentia* ce genre d'éloquence.

Les vrais maîtres de la tribune et de la chaire en usent autrement.

« Manuel ne s'emportait pas de cris et de gestes, comme ces rhéteurs apoplectiques tout suants et tout pantelants sous leur manteau, et qui font toujours craindre que leurs poumons ne s'engorgent, et qu'ils ne viennent à vomir des flots de sang, avec leur dernière parole (3)!

(1) « Quasi Herculem oratorem senties. » (Cic., *Brutus*, 57.)
(2) Quintilien, *Orat. Inst.*, XI, 2.
(3) Timon, *le Livre des Orateurs. Manuel.*

« Ne faites pas, dit Fénelon, comme ces mauvais orateurs qui veulent toujours *déclamer*, et ne jamais *parler* à leurs auditeurs ; n'espérez pas exprimer les passions par le seul effet de la voix. Beaucoup de gens, en criant et en s'agitant, ne font qu'étourdir (1). »

Ces cris sont fort inutiles, à moins qu'on ne parle sur la place publique, en plein air, ou dans une assemblée tumultueuse. Crier, n'est que le moyen de casser très vite la voix, de la rendre désagréable et impuissante. Chez combien d'avocats, de prédicateurs, de professeurs, n'observe-t-on pas ces résultats indiscutables de l'habitude de crier, au lieu de parler ! On n'arrive réellement à accroître l'intensité de la voix, qu'en augmentant la quantité d'air expiré, en donnant plus de force aux puissances expiratrices, en sachant mieux faire résonner les sons dans l'arrière-bouche et la bouche. Mais il ne faut pas l'oublier : pour être bien entendu, la netteté de la diction est un plus sûr moyen que l'intensité de la voix et, pour l'effet à produire, la parole mordante de certain député, la spirituelle et fine ironie d'un de Broglie valent bien les « coups de tonnerre » des plus violents tribuns.

Sans doute, il y a des conditions qui imposent la véhémence. Il y a des circonstances où il faut *donner*, de toute sa voix, de tous ses poumons, sous peine

_____

(1) Fénelon, *Dialogues sur l'éloquence.*

d'être au-dessous de la situation. La parole doit traduire, même matériellement, tous les sentiments, et quand c'est la colère, l'indignation qui s'exhalent, le ton doit le prouver. Encore, n'abusera-t-on pas du principe.

La monotonie ne serait pas là le seul écueil d'une véhémence ininterrompue et dirigée sans art. Il pourrait en résulter des lésions graves : l'emphysème, par rupture des vésicules pulmonaires; l'hémorragie, par rupture des vaisseaux sanguins, enfin toutes les conséquences pathologiques des efforts violents. Il y a, comme le remarque Quintilien, certains genres oratoires qui exigent des poumons particulièrement solides, « *illa majorum laterum* »; et Cicéron, avec une vérité parfaite, avec une exactitude minutieuse de symptômes, nous dépeint, à l'appui, cette inflammation des poumons, — où ne manquent ni le frisson, ni le point de côté, ni la fièvre, — cette pneunomie aiguë, qui éclata chez Crassus, un jour qu'il s'élevait avec trop de véhémence, contre le consul Philippe. Ce fut, dit-il, comme le chant du cygne de cet orateur divin (1).

IV

Si modérée en ses efforts qu'on la suppose, la parole ne peut être soutenue au delà d'un certain

(1) Cic., *Dial. tr. de Orat.*

temps. Variable avec les individus, cette durée est pourtant susceptible de recevoir, en quelque sorte, une commune mesure.

La durée moyenne des discours des orateurs grecs, était fixée à une heure ; une clepsydre réglait cette durée (1).

On vit pendant longtemps chez les Romains, le barreau moins soucieux de ménager ses orateurs. Tacite regrette la manière dont l'ancien barreau exerçait l'éloquence. « Personne alors, dit-il, n'était forcé de restreindre la plaidoirie à *quelques heures*, les remises étaient libres ; chacun prenait le temps qui lui convenait, et le nombre de jours ainsi que le nombre des avocats n'était point limité (2). »

Auprès des anciens, ajoute-t-il, « c'était un motif d'éloges que d'avoir plaidé toute une journée (3). »

Les juges se lassèrent, les premiers, de ces interminables harangues.

« Qui pourrait aujourd'hui, dit le même auteur, écouter cinq livres contre Verrès, supporter, sur une fin de non-recevoir ou une formule de procédure, ces immenses plaidoyers pour Tullius ou Cécina, qui

______

(1) « Lis les dépositions et toi, arrête l'eau... » « Je pourrais vous dire encore;... mais la *clepsydre* n'y suffirait pas. » (Démosth., *Plainte contre Conon*.)

(2) Tac., *De Orat.*, XXXVIII.

(3) *Id.*, XIX.

sont de véritables tomes? Le juge aujourd'hui devance l'orateur (1). »

Il est vrai que l'on n'avait rien négligé pour pousser à bout la patience du pauvre juge. Comme un seul orateur aurait succombé à la tâche, des orateurs sans nombre se relayaient dans la même cause. Enfin, dans les causes publiques où l'on redoutait un juge défavorable, on avait introduit, pour retarder la sentence, les *moratores,* orateurs à l'éloquence intarissable, que rappellent les *obstructionnists,* au Parlement anglais.

La loi Pompéïa fixait, d'après la capacité d'une clepsydre placée devant l'orateur, la durée de la plaidoirie, dans les causes publiques (2).

Nous n'avons pas les plaidoyers de Pline (de lui, il ne nous reste que ses *Lettres* et le *Panégyrique de Trajan*) ; mais ses lettres, qui nous apprennent tant de choses sur son époque, nous font savoir qu'il plaidait cinq ou sept heures de suite.

« La nuit qui met fin aux combats, dit-il, dans sa défense de Bassus, finit aussi mon discours. J'avais

----

(1) Tac., *De Orat.,* xx.

(2) Quintil., *Orat. Inst.,* xi, 3, 52 et xii, 6, 5.

Qelle était cette durée? Environ 20 minutes, d'après le calcul de Dezobry, qui se fonde sur un texte de Pline. (II, *Ep.* ii.) L'orateur y raconte que pendant une affaire privée, où il parla près de 5 heures, on lui accorda 16 clepsydres, ce qui donne 18 minutes 3/4 pour l'écoulement d'une clepsydre. (Dezobry, *Rome au siècle d'Auguste,* t. II, p. 479.)

Mais c'était une affaire privée.

parlé pendant *trois heures et demie*, il me restait encore une heure et demie à remplir, car, suivant la loi, l'accusateur avait six heures, et l'accusé neuf. Bassus avait partagé le temps entre moi et l'orateur qui devait me succéder; il m'avait donné cinq heures, réservant le reste à l'autre défenseur (1). »

Juge encore plus souvent qu'avocat, Pline ne refusait jamais le temps nécessaire à l'orateur. « Sommes-nous plus sages que nos ancêtres ?... Parlons-nous avec plus de clarté, comprenons-nous plus vite, jugeons-nous plus consciencieusement, pour expédier les causes en moins d'heures que nos ancêtres n'y employaient de jours (2) ? »

Il reste à tenir compte des forces de l'avocat, et il ne faut pas oublier ici que, pour les répliques, celui-ci devra peut-être reprendre une, deux, trois fois la parole.

.En ce qui touche l'éloquence de la chaire, nous voyons que les Pères, plus soucieux de ménager l'attention des fidèles que leurs propres forces, s'imposaient la durée d'une heure comme une limite extrême. Ils parlent toujours de l'heure qui les presse et rejettent sur la rapidité du temps la nécessité d'abréger leurs homélies. Saint Augustin le dit expressément : « autant que nous le permet l'*heure*

(1) Plin., *lib.* iv, *ép.* ix.
(2) Pline, *lib.* vi, *ép.* ii.

assignée à la durée des discours. » Au xiiie siècle, la durée de l'homélie ne dépassait pas une demi-heure.

Il importerait de ramener à cette tradition et à cette mesure les usages de la chaire : ce serait servir l'intérêt de l'orateur, des auditeurs et de l'enseignement lui-même.

Une limite non moins rigoureuse conviendrait à la conférence. Un monologue de plus d'une heure cesse d'être acceptable pour les auditeurs, quelques efforts que fasse l'orateur pour varier le ton, le débit, l'attitude, le geste.

« Un orateur ne doit pas fatiguer son auditoire ; on ne peut rien obtenir de l'homme que par le plaisir, qui est la monnaie pour laquelle nous donnons tout ce qu'on veut. »

Il n'est pas de genre oratoire auquel s'applique mieux cette pensée si juste de Pascal. Ajoutons que, prolongé au delà d'une heure, le monologue risque d'excéder les forces de l'orateur.

La durée d'une heure est aussi la mesure rationnelle des cours, dans lesquels rien ne doit interrompre la parole du professeur.

Les orateurs parlementaires ont leurs coudées plus franches, quant à la durée de leurs discours. Thiers restait parfois cinq heures et plus à la tribune ; on ne s'en plaignait pas, parlât-il sur les finances, tant il savait donner de charme, même aux chiffres.

M. L. Say, supporte et fait très bien supporter un discours de cinq ou six heures. Cependant, au mois d'avril 1882, un avocat journaliste demanda d'introduire dans le règlement de la Chambre, un article portant :

« Aucun discours écrit ou parlé, prononcé en séance publique, ne pourra dépasser une heure. Toutefois, et par exception, la Chambre pourra concéder une durée plus longue, en raison de l'importance du sujet. »

Excellente mesure dans la pensée de son auteur, et sans doute bien justifiée ! Mais il faut qu'une porte soit ouverte ou fermée, et l'article l'ouvre et la ferme en même temps ; ce qui rend la mesure d'une efficacité douteuse, si ce n'est pour démontrer la répulsion qu'inspire partout la manie des trop longs discours.

C'est un point sur lequel l'hygiène et l'art sont absolument d'accord.

La voix ne peut résister à un exercice trop prolongé ; elle perd sa netteté, sa pureté, sa force. La poitrine fatiguée ne fournit plus à la dépense d'air indispensable.

Ici, bien entendu, comme en toute matière où interviennent les aptitudes organiques ou fonctionnelles, et les synergies vitales, on rencontre toutes les variétés individuelles. Enfin, il est un autre élément avec lequel il faut compter, c'est l'éducation, c'est l'entraînement, c'est cette connaissance approfondie du mécanisme de la voix, qui permettent à un orateur, délicat en apparence, de tenir encore, là où un autre, même beaucoup plus robuste, serait depuis longtemps réduit au silence, par la fatigue et l'épuisement.

L'hygiène doit rappeler ces principes, tout en n'ignorant pas combien il est difficile d'obtenir de l'orateur qu'il limite sa parole « *Conceptum sermonem tenere quis potest ?* » L'axiome de Job est toujours vrai.

V

Il ne paraît pas que les anciens se soient mieux entendus que les modernes, sur la question de savoir, s'il convient que l'orateur prenne quelque boisson pendant la durée de son discours. Ce qui est certain, c'est que dans la pratique, les orateurs d'alors, comme ceux d'aujourd'hui, inclinaient pour l'affirmative, en attendant que la science eût prononcé.

Martial nous apprend que dans les récitations, les « lecteurs buvaient un certain nombre d'ampoules d'eau tiède, pour entretenir la souplesse de leur gosier (1). »

Perse se moque de cet orateur qui, débitant ses vers en public, s'évertuait à s'assouplir le larynx avec des potions émollientes :

> .... « Liquido cum plasmate guttur
> « Mobile collueris »... (2)

Quintilien s'élève contre l'usage, non encore abandonné de son temps, de *boire* et même de *manger* à la tribune : il va jusqu'à dire, que, « si on ne peut, sans avoir recours à ce moyen, supporter les fatigues de la plaidoirie, il faut renoncer à plaider, plutôt que de manquer au respect de sa profession et de son auditoire (3).

En dépit de ces reproches, les orateurs ont continué l'usage des boissons pendant le discours, laissant les critiques modernes reprendre le rôle de Quintilien. Il n'y a de neuf que la boisson à la mode. Hier, c'était surtout le verre d'eau sucrée : « ce puissant auxiliaire de l'improvisation des illustres parleurs de la Chambre », — comme l'appelle plaisamment l'auteur des *Lettres parisiennes*, — « la lyre

---

(1) Martial, VI, 35.
(2) Perse, *Sat.* I.
(3) Quintil., *Orat. Inst.*, XI, 3.

qui leur donne l'inspiration, le consolateur de leur disgrâce (1) ! »

Si l'eau sucrée est devenue la boisson consacrée de l'orateur à la tribune, elle ne règnera plus sans partage : sirops et pâtes célèbres, bonbons réputés merveilleux pour la voix, ont détrôné le doux et modeste breuvage.

Pour quelques orateurs, le jus d'orange est souverain contre l'enrouement, sans doute depuis qu'il a sauvé l'acteur Garrick dans un moment difficile. Garrick jouant, à ses débuts, sur un théâtre de province en Angleterre, une pièce où il avait un rôle très passionné, s'était laissé entraîner par la fougue de son génie ; il manquait de voix, avant d'être arrivé à la fin du deuxième acte. Une spectatrice lui fait passer une orange, et Garrick retrouvant sa voix, obtient un de ces premiers triomphes que tant d'autres devaient suivre.

Certains orateurs enfin cherchent dans le breuvage de la tribune, non plus le moyen de rafraîchir une bouche desséchée ; mais un stimulant qui double leurs moyens d'action. Les boissons anodines, le mélange d'eau et de sirop, *l'ordinaire* de la buvette

---

(1) *Lettres Parisiennes*, 12 janvier 1839 :

« A la tribune, dit Mme de Girardin, on peut se passer de bien des choses. On peut se passer de talent et d'esprit, on peut se passer de conviction, on peut se passer d'idées, on peut même se passer de mémoire et répéter toujours les mêmes choses ; mais on ne peut se passer d'eau sucrée ! »

de la *Chambre des députés* ou du *Sénat,* font place alors à quelque vin généreux, au café noir, froid ou chaud, au grog actif, et plus ou moins fréquent (1).

L'hygiène n'a rien à reprendre à l'usage discret du verre d'eau. Il a cependant ses détracteurs, dont la critique, il est vrai, ne repose en général que sur une connaissance insuffisante du jeu de nos organes.

Tout inoffensif que soit cet usage, nous reconnaissons qu'on en peut abuser. On boit par manie, pour prendre un temps, pour se donner une contenance ; on boit pour remédier à une sécheresse de gorge qui peut avoir bien des motifs, mais qui cède rarement à ce traitement, et pour cause.

En dehors du cas de maladie, ou d'un état organique spécial, l'orateur qui recourt sans cesse au verre d'eau sucrée, est un homme que domine une insurmontable émotion, c'est un novice ou un ignorant : il a mal posé sa voix, il en a mal choisi le timbre, le ton ; il a voulu lui donner une portée qu'elle n'a pas ; plus souvent encore, c'est un orateur qui a pris une mauvaise attitude, il veut lutter contre un enrouement, contre une impuissance de

(1) Thiers a introduit à la tribune la mode du vin de Bordeaux. Il a eu et a encore beaucoup d'imitateurs. Gambetta préférait le café glacé : M. Madier de Montjau est partisan du grog américain. Un député, alsacien d'origine, se contente, dit-on, de la bière de son pays.

voix qu'il ne s'explique pas, et comme il cherche le remède, en se méprenant sur la cause, la carafe d'eau reste sans effet.

Tout en tenant compte des exigences individuelles, l'hygiène sera moins indulgente pour les boissons alcooliques. Elle les croit moins souvent utiles qu'on ne le pense, moins propres à remplir le but poursuivi qu'à congestionner le cerveau, à irriter les organes de la phonation, et à diminuer, toujours dans une mesure plus ou moins importante, cette possession complète et calme de soi-même, si nécessaire à l'orateur.

Les mêmes observations s'appliquent, dans une grande mesure, aux breuvages, dits reconstituants, que quelques orateurs se croient dans la nécessité de prendre, en descendant de la tribune. Ce que nous avons dit ici, nous dispensera d'y revenir, dans le chapitre suivant.

Mais aux raisons que nous avons données de s'abstenir d'un breuvage quelconque, pendant le discours, nous sera-t-il permis d'ajouter le récit d'un fait tout récent, qui nous paraît bien de nature à confirmer nos conseils à cet égard?

Un des plus jeunes et des plus éloquents orateurs de la chaire moderne, qui s'est fait du verre d'eau une nécessité, prononçait récemment un discours solennel devant l'immense auditoire réuni dans une cathédrale. Quand il ne trouva pas dans la chaire le *verre d'eau* dont il se faisait accompagner d'ordinaire, il éprouva, nous dit-il, un véritable effroi, à la pensée de ce qui pouvait en résulter ; et il ressentit pendant toute la durée du discours une souffrance des plus réelles. C'en était fait de l'orateur, s'il eût été moins maître de lui-même.

Or, combien sont fréquentes les circonstances où les orateurs peuvent être exposés à une pareille privation, aux conséquences matérielles et au trouble moral qu'elle entraîne !

Sauf dans des cas exceptionnels, celui qui parle *entre quatre murs*, espère toujours trouver le breuvage qu'il croit nécessaire à la pureté et à la souplesse de sa voix.

Mais on peut être appelé à parler *en plein air* : — sur une tombe ; dans une cérémonie commémorative ou patriotique ; lors de la pose de la première pierre ou de l'inauguration d'un édifice ; dans un *meeting,* une grande assemblée religieuse, populaire, etc.

Les mœurs modernes ont restreint les occasions où se produit l'éloquence en plein air : elles ne les ont pas supprimées.

Faudra-t-il donc renoncer à prendre la parole, à accomplir un devoir ; faudra-t-il se condamner à rester au-dessous de soi-même…. faute d'un verre d'eau ?

Plus prudent, nous disons aux orateurs : Réduisez

autant que possible la part de l'imprévu, en ne vous
créant pas de besoins factices ; ou, si le mal est fait,
en vous affranchissant de ces habitudes tyranniques, qui vous exposent non seulement à la souffrance, mais même à l'insuccès.

CHAPITRE III

APRÈS AVOIR PARLÉ

I. Nécessité du calme, du repos, du silence.
II. Les félicitations inopportunes.
III. Le changement de milieu et de température.
IV. Une transition nécessaire. Insouciance des orateurs. Les salles de repos à la *Chambre* et au *Sénat*. Une leçon de confortable donnée aux modernes par un architecte grec. Vœux de l'auteur.

I

L'orateur a terminé sa tâche. Après la « *fièvre oratoire* », après l'agitation qui accompagne l'exercice de la parole en public, les organes de la voix, la respiration, la circulation, le système nerveux, doivent sortir d'un état de surexcitation temporaire pour rentrer maintenant, les uns dans le repos absolu, les autres dans le rythme normal qui, pour eux, est un repos relatif. Fatigués de contractions répétées, les muscles des organes phonateurs trouveront dans le silence le meilleur mode de réparation. Secouée tout à l'heure par une respiration pressée, saccadée, haletante, la poitrine va exécuter de nouveau ses mouvements réguliers; le poumon va reprendre, après une interruption momentanée, sa fonction essentielle, vitale, d'organe d'hématose. Le cœur revient peu à peu à des contractions égales dans leur énergie et leur retour; le sang cesse d'être précipité ou retenu dans les organes, jusqu'à produire un état voisin de la congestion, pour retrouver son cours, sa marche et sa distribution normales. Enfin, le cerveau, le système nerveux tout entier ont besoin de se remettre de leurs fatigues dans un calme réparateur.

Cependant il reste encore pour l'orateur quelques étapes à franchir, quelques dangers à connaître et à éviter. Signalons brièvement les unes et les autres.

II

Délivré du fardeau que lui imposait le devoir de la parole, affranchi des émotions et des angoisses qui en sont presque toujours inséparables, l'orateur croit pouvoir enfin jouir de ce moment agréable, de cette halte délicieuse pour l'esprit comme pour l'organisme.

Mais c'est l'heure où amis et flatteurs se précipitent autour de lui. Si l'éloge est expressif et court, le mal n'est pas bien grand, et peut-être même un excès de réserve à cet égard aurait-il sur l'orateur un plus fâcheux effet? Mais que dire de ces félicitations intarissables, de ces compliments ambigus où se combinent à même dose l'éloge et la critique? Comment ne comprend-on pas que dérober à l'orateur ces instants de pure joie qui suivent la délivrance (les Anglais disent : *to deliver a speech*), contraindre à parler de nouveau, à se défendre, à se justifier, ce malheureux qui depuis une heure, deux heures et peut-être plus, se débat sous le poids du discours, c'est une cruauté sans pareille? C'est encore un danger sérieux.

III

Le plus souvent, quel est le lieu où se font ces échanges d'aménités? Ce n'est pas toujours en le reconduisant à son banc, comme à *la Chambre,* que l'orateur est « félicité par ses nombreux amis ». C'est à la porte de sortie, c'est dans un passage, un couloir, dans une cour, en plein courant d'air, qu'ils le tiennent et le retiennent ainsi, sans pitié et sans trêve. Quelque pénible que soit l'épreuve, il faut faire bon visage, bonne contenance ; et pourtant, si sincères et si empressés qu'ils soient, ou qu'ils le paraissent, « la chaleur de ces embrassements » n'est pas de nature à compenser l'effet de cette horrible douche d'air, relativement glacé, qui accueille l'orateur, au sortir de la salle d'assemblée, d'audience, de cours, de conférence. « *Pessimum inimicorum genus, laudantes.* » Jamais le mot de Tacite n'a été plus vrai !

L'orateur avisé se dérobera le plus promptement possible à toute ovation. Il échappera à quelques illusions, et, peut-être du même coup, à la chance d'une angine ou d'une fluxion de poitrine !

IV

On n'a guère souci du bien-être ni de la santé des orateurs. Pas de transition entre la température surchauffée des salles, et le froid de l'air extérieur, entre la tribune et la rue. On compte encore les locaux où une pièce a été destinée à recevoir l'orateur qui vient de parler. Cette pièce devrait être chauffée. Là, on trouverait des vêtements de rechange, ou de supplément : gilets de flanelle, cachenez, pardessus, etc... Avec ces précautions, on n'aurait plus rien à craindre de l'air du dehors.

Malheureusement, les architectes oublient trop souvent de prévoir ou d'aménager convenablement cette indispensable annexe. Beaucoup d'orateurs négligent de s'en servir, quand elle existe, ou d'y

suppléer : question d'insouciance, et plus encore
d'habitude et de routine.

Chez les orateurs de la chaire, l'usage de ces soins
est à peu près constant : ils se conforment presque
tous à une règle, dont l'expérience a démontré la
sagesse.

Les avocats s'y soumettent moins régulièrement,
quelque danger de refroidissement qu'ils courent
dans ces salles des *pas-perdus,* dans ces couloirs si
rarement chauffés où ils s'attardent entre deux
affaires.

Dans nos assemblées parlementaires, à la Chambre
des députés, au Sénat, ce service est assez bien
organisé. Au Sénat, une salle de repos a été disposée
pour recevoir les sénateurs fatigués ou souffrants ;
c'est là que les orateurs peuvent changer de linge,
après avoir parlé. Or, avec la chaleur presque toujours excessive qui règne dans les salles de séances
ou de commissions, il n'est pas besoin d'une parole
ou d'une action bien véhémente, pour que cette précaution soit nécessaire. La salle de repos, bien
aérée, chauffée en hiver, contient une toilette, un
canapé-lit, un lit : on peut donc s'y rafraîchir, s'y
reposer, s'y coucher. Cette annexe est trop éloignée
de la salle des séances ; mais la température si élevée
qu'on entretient dans tout le Palais (nous avons
noté $+\,30°$ dans un des bureaux) ne permet pas de
se refroidir, dans le trajet.

La Chambre des députés a aussi, mais bien plus rapprochée de la salle des séances, une petite pièce affectée aux mêmes usages. Elle sert de cabinet médical; on y trouve lit, toilette, et boîte de secours.

Il nous faut louer ces essais de confortable et ces prévisions d'hygiène, en regrettant qu'ils ne soient pas d'un plus commun usage. ¡C'est bien le cas de rappeler à nos constructeurs les soins délicats que prenaient de la santé des auditeurs et des orateurs les architectes grecs!

« Aux soins de l'harmonie du théâtre grec, on avait ajouté les soins de la médecine. L'excellent architecte étant garant de la santé de ceux qu'il loge, et de ceux qu'il place, Philon n'avait pas cru indigne de ses réflexions de considérer que, sans le secours de son art, la joie des spectateurs, agitant extraordinairement le corps, pouvait causer de l'altération dans les esprits. Il y pourvut par la disposition du bâtiment, par la judicieuse ouverture des jours ou entre-colonnes, et par l'économie des vents salutaires, et des rayons du soleil, dont il sut ménager le cours et le passage. Surtout il eut égard au vent d'occident; parce qu'il a une force particulière sur l'ouïe et qu'il porte à l'oreille les sons de plus loin; et, comme ce vent est ordinairement chargé de vapeurs, ce fut un chef-d'œuvre de l'art de tourner les jours des portiques avec tant de justesse, que l'intempérie de l'ouest ne causât pas de rhumes, en interceptant la transpiration (1).

Dans ce sujet de l'hygiène des orateurs, comme en bien d'autres, les anciens ne sont-ils pas nos maîtres, au moins, par la prévoyance et par la recherche des conditions propres à assurer l'exercice de la profession, et surtout — il faut bien le reconnaître — le plaisir d'un peuple artiste?

Avec la même prévoyance, avec beaucoup plus de souci de la vie humaine, avec les infinies ressources de sciences ignorées des anciens, que ne pourraient faire les modernes, sur cette question d'hygiène professionnelle?

Ceux qui parlent en public n'ont-ils pas le droit bien légitime de demander qu'on n'ajoute pas aux fatigues déjà si grandes de la parole du professeur, du magistrat, de l'avocat, du prédicateur, de l'homme d'État, les périls et les difficultés de la lutte contre les dimensions exagérées, l'aménagement mal conçu, mal réalisé, l'acoustique défectueuse des salles, contre la chaleur ou le froid?

Puissions-nous au moins, par ce livre, avoir contribué à éclairer les orateurs sur les dangers propres à leurs diverses professions, sur les moyens pratiques de s'en défendre, même dans les milieux si imparfaits encore, où ils doivent porter la parole ;

(1) *Grande Encyclopédie*, art. *Théâtre*.

puissions-nous, en signalant aux administrations des devoirs qu'elles ignorent ou qu'elles omettent, aux architectes un côté trop négligé de leur art, provoquer des réformes nécessaires, et rendre par là, au point de vue de leur hygiène, un nouveau service aux orateurs !

FIN

TABLE DES MATIÈRES.

TABLE DES MATIÈRES

CHAPITRE II

LA VOIX DE L'ORATEUR

CHAPITRE III

LA RESPIRATION ORATOIRE

CHAPITRE IV

L'ÉDUCATION ET L'HYGIÈNE DE LA VOIX

CHAPITRE V

L'INTONATION

CHAPITRE VI

PRONONCIATION — ARTICULATION — DICTION

PONCTUATION

CHAPITRE VII

DE QUELQUES CAUSES CAPABLES D'ALTÉRER

LE TIMBRE DE LA VOIX

CHAPITRE VIII

HYGIÈNE DE L'ACTION ORATOIRE. — LE GESTE

DEUXIÈME PARTIE

LE MILIEU ORATOIRE

CHAPITRE PREMIER

FORME, DIMENSIONS
ACOUSTIQUE DU MILIEU OU L'ON PARLE

CHAPITRE II

LES ATTITUDES DE L'ORATEUR

TROISIÈME PARTIE

LE JOUR OÙ L'ON PARLE EN PUBLIC

DERNIERS CONSEILS

CHAPITRE PREMIER

AVANT DE PARLER

CHAPITRE II

PENDANT QUE L'ON PARLE

CHAPITRE III

APRÈS AVOIR PARLÉ

IMPRIMÉRIE ÉMILE COLIN, A SAINT-GERMAIN.

NOUVELLE
MÉDECINE DES FAMILLES
A LA VILLE ET A LA CAMPAGNE

A L'USAGE DES FAMILLES, DES MAISONS D'ÉDUCATION
DES ÉCOLES COMMUNALES, DES CURÉS
DES SŒURS HOSPITALIÈRES, DES DAMES DE CHARITÉ ET DE TOUTES
LES PERSONNES BIENFAISANTES
QUI SE DÉVOUENT AU SOULAGEMENT DES MALADES

PAR

Le Dr A.-C. DE SAINT-VINCENT

SEPTIÈME ÉDITION

1 vol. in-18 jésus, avec 134 figures. Cartonné............ 3 fr. 50

OUVRAGE APPROUVÉ

Par NN. SS. les archevêques et évêques d'Albi, de Bourges, de Toulouse et d'Arras.

Ce livre est le résultat d'une pratique de quinze ans à la campagne et à la ville. En le rédigeant, l'auteur n'a eu qu'un but, ç'a été de mettre entre les mains des personnes bienfaisantes qui se dévouent au soulagement de nos misères physiques, qui vivent souvent loin d'un médecin ou d'un pharmacien, et qui sont appelées non pas seulement à donner des consolations, mais encore des conseils, un ouvrage tout à fait élémentaire et pratique, un guide sûr pour les soins que l'on doit donner aux malades et aux convalescents.

Dans cet ouvrage, on ne trouvera ni théories médicales, ni remèdes secrets, ni adoption exclusive de tel ou tel médicament; mais on apprendra la manière de récolter et de conserver les plantes médicinales, de préparer certains médicaments faciles et agréables, tels que tisanes, sirops, sucs, baumes, liniments, cataplasmes, etc., toutes choses que chacun devrait savoir et qu'on ignore trop souvent. Cette première partie a pour titre : *Remèdes sous la main*.

A la ville comme à la campagne, on n'a pas toujours le médecin près de soi. ou au moins aussitôt qu'on le désirerait; souvent même on néglige de recourir à ses soins pour une simple indisposition, dans les premiers jours d'une maladie. Pour obvier à ces inconvénients, l'auteur a donné la description des maladies communes ; il en a fait connaître les symptômes et les a fait suivre du traitement approprié, éloignant avec soin les formules compliquées dont les médecins seuls connaissent l'application. Il a gardé le silence sur les médicaments que prône le commérage ou le charlatanisme et auxquels l'expérience n'a reconnu aucune propriété. Le traitement des empoisonnements et des asphyxies termine cette deuxième partie, qui a pour titre : *En attendant le médecin.*

En présence d'un accident, on est troublé, effrayé, on ne sait que faire, et souvent l'empressement et l'émotion suggèrent des soins inutiles ou nuisibles aux malades. L'auteur a cherché à donner les conseils les plus salutaires, et il a traité avec détails tout ce qui a rapport à ce qu'on appelle la petite chirurgie, c'est-à-dire aux pansements des vésicatoires, des cautères, des plaies, aux applications des bandages, des sangsues, etc. Cette troisième partie est faite pour les soins à donner *en attendant le chirurgien.*

Mais cela ne suffit pas. Les soins les plus éclairés, les plus dévoués doivent être prodigués aux malades. Il leur faut non seulement les soins du corps, mais encore ceux du cœur et ceux de l'âme. La quatrième partie renferme *les préceptes généraux sur l'art de soigner les malades et les convalescents,* c'est-à-dire sur l'hygiène qu'ils réclament, sur les soins extérieurs qu'ils exigent, sur leur régime pendant la maladie et pendant la convalescence.

A côté des soins matériels se placent les soins moraux et religieux. Les malades ont besoin d'affection, de sympathie, de ces mille petits soins qui soulagent le cœur, soutiennent le moral et qui sont le plus puissant auxiliaire de la médecine proprement dite. La confiance en un médecin éclairé, le dévouement intelligent de l'entourage, entrent pour une bonne part dans la guérison d'une maladie et il n'est pas de détail, si petit qu'il soit, qui n'ait une grande importance.

Que le lecteur n'imagine pas qu'une fois en possession de ce Manuel il pourra se dispenser de l'aide du médecin et du pharmacien. On n'est pas plus médecin avec un livre de médecine qu'on n'est littérateur avec le Dictionnaire de l'Académie, homme de loi avec un Code, ni cultivateur avec un traité d'agriculture. Ce qu'il faut avant tout pour bien soigner les malades, c'est un jugement sain, c'est l'expérience qu'on appelle la pratique, le tact médical, et qui constitue le vrai médecin. Ce livre ne cherche pas à remplacer le médecin, mais lui fournit des aides intelligents.

L'auteur, se plaçant à la portée de tous, s'est servi du langage usuel pour être toujours compris ; et pour mieux fixer ses conseils dans l'esprit des lecteurs, il a illustré cet ouvrage de cent trente-quatre figures.

Anatomie artistique du corps humain. Planches, par le
Dr Fau ; texte et figures, par Ed. Cuyer. 1 vol. in-8 de
200 pages, avec 17 pl. et 41 figures. Planches noires.   6 fr.
Le même, planches coloriées....................   12 fr.

Art de prolonger la vie, par le Dr W. Hufeland. 1 vol.
in-18 jésus..............................   4 fr.

Botanique. Cours élémentaire, par D. Cauvet, professeur à
la Faculté de Lyon. 1 v. in-18 j. avec 777 fig. cart.   10 fr.

Bréviaire du médecin, par le Dr Monin, 2e *édition*. 1 vol.
in-18 jésus de 388 pages....................   3 fr. 50

Champignons (Les), considérés dans leurs rapports avec la
médecine, l'hygiène publique et privée, l'agriculture et
l'industrie, et description des principales espèces comes-
tibles, suspectes et vénéneuses de la France, par le Dr Gautier (de Mamers). 1884, 1 vol. gr. in-8 de 500 pages **avec
195 fig.** et 16 pl. chromolithographiées, cart......   24 fr.

Conseils aux femmes sur l'âge de retour, médecine et
hygiène, par le Dr Alexandre Mayer. 1 vol. in-18 jésus.   3 fr.

**Conseils aux mères sur la manière d'élever les enfants
nouveau-nés**, par le Dr A. Donné, 6e *édition*. 1 vol. in-18
jésus....................................   3 fr.

Corps humain. Structure et fonctions, formes extérieures,
régions anatomiques, situation, rapports et usages des
appareils et organes qui concourent au mécanisme de la
vie, démontrés à l'aide des planches coloriées, découpées
et superposées, dessinées d'après nature, par Édouard
Cuyer, lauréat de l'École des beaux-arts. Texte par G. A.
Kuhff. 1 vol. gr. in-8 de 314 pages de texte, avec atlas de
25 pl. coloriées. — Ensemble 2 vol. cart........   70 fr.

Cosmétiques, au point de vue de l'hygiène et de la police médicale, par le Dr O. Réveil. In-8.......... 1 fr. 50

Cuivre (Le) et le Plomb dans l'alimentation et l'industrie, au point de vue de l'hygiène, par le Dr Arm. Gautier. 1 vol. in-18 jésus de 310 pages...................... 3 fr. 50

Dictionnaire de médecine, de chirurgie, de pharmacie, de l'art vétérinaire et des sciences qui s'y rapportent, par E. Littré, membre de l'Institut. 15e *édition*. Mise au courant des progrès des sciences médicales et biologiques et de la pratique journalière. 1 vol. gr. in-8 de 1880 p. à 2 colonnes, avec 550 fig. Broché................ 20 fr. Relié............................... 24 fr.

École de Salerne (l'). Traduction en vers français par Ch. Meaux Saint-Marc, suivie de commentaires. 1 vol. in-18 jésus, avec 7 fig...................... 7 fr.

Empoisonnés et noyés. Premiers secours, en cas d'acci dent et en cas d'indisposition subite, par E. Ferrand. 1 vol. in-18 jésus avec 86 fig...................... 3 fr.

Entretiens d'un vieux médecin sur l'hygiène et la morale, par le Dr P. Yvaren. 1 vol. in-18 jésus de 570 pages...................... 5 fr.

Femme. Histoire philosophique et médicale, par le Dr Menville. 2e *édition*. 3 vol. in-8...................... 10 fr.

Fous et Bouffons. Étude physiologique, psychologique et historique, par le Dr Paul Moreau (de Tours). 1 vol. in-16 de 275 pages...................... 3 fr. 50

Goutteux et rhumatisants. Guide pratique, par J.-H. Réveillé-Parise. Édition mise au niveau des découvertes et des méthodes nouvelles concernant la nature et le traitement de ces deux affections, par le Dr E. Carrière. 1 vol. in-18 jésus...................... 3 fr. 50

Gymnastique. Manuel de gymnastique, comprenant les descriptions des exercices du corps et leurs applications au développement des forces, à la conservation de la santé et au traitement des maladies, par H. LEBLOND et H. BOUVIER. 1 vol. in-18 jésus, avec 80 fig.................... 5 fr.

Hommes fossiles et hommes sauvages, par A. de QUATREFAGES, membre de l'Institut, 1884. 1 vol. gr. in-8 de XII-644 pages avec 209 figures.................... 15 fr.

Hommes livrés aux travaux de l'esprit. Physiologie et hygiène, ou Recherches sur le physique, le moral, les habitudes, les maladies et le régime des gens de lettres, artistes savants, hommes d'Etat, jurisconsultes, administrateurs, par J.-H. RÉVEILLÉ-PARISE. Édition refondue par le Dr Ed. CARRIÈRE. 1 vol. in-18 jésus.................... 4 fr.

Hygiène. Nouveaux éléments, par le Dr ARNOULD. 1 vol. in-8 de 1200 pages avec 300 fig., cart.................... 20 fr.

Hygiène. Traité, par Michel LÉVY. 5e *édition*. 2 vol. in-8 avec fig.................... 20 fr.

Hygiène alimentaire, par le professeur J.-B. FONSSAGRIVES. 3e *édition*. 1 vol. in-8.................... 9 fr.

Hygiène de l'âme, par E. de FEUCHTERSLEBEN. 3e *édition*. 1 vol. in-18 jésus.................... 2 fr. 50

Hygiène du cabinet de travail, par le Dr RIANT. 1 vol. in-18 jésus.................... 2 fr. 50

Hygiène des gens du monde, par le Dr DONNÉ. 2e *édition*. 1 vol. in-18 jésus.................... 3 fr. 50

Hygiène de la jeune fille, par le Dr CORIVEAUD. 1 v. in-18. 3 fr.

Hygiène morale, par le Dr JOLLY. 1 vol. in-18 jésus. 2 fr.

Hygiène de la première enfance. Guide des mères pour l'allaitement, le sevrage, et le choix de la nourrice, par E. BOUCHUT. 8e *édition*. 1 vol. in-18 jésus avec fig... 4 fr.

Hygiène et assainissement des villes, par le professeur FONSSAGRIVES. 1 vol. in-8 de XII-568 pages.......... 8 fr.

Hygiène de la voix parlée ou chantée, par le Dr MANDL. 2e *édition*. 1 vol. in-18 jésus de 320 pages, avec figures, cartonné............................... 4 fr. 50

Hygiène de la vue, par le Dr A. MAGNE. 4e *édition*. 1 vol. in-18 jésus avec fig....................... 3 fr.

Jeux et récréations scientifiques, applications usuelles des mathématiques, de la physique, de la chimie et de l'histoire naturelle, par le Dr HÉRAUD. 1884, 1 vol. in-18 jésus, 636 pages avec 297 fig., cart.............. 6 fr.

Lendemain du mariage. Étude d'hygiène, par le Dr CORIVEAUD. 1 vol. in-18 jésus avec figures............ 3 fr.

Magnétisme et Hypnotisme, exposé des phénomènes observés pendant le sommeil nerveux provoqué, au point de vue clinique, psychologique, thérapeutique et médico-légal, avec un résumé historique du magnétisme animal, par le Dr A. CULLERRE. 1 vol. in-18 jésus de 400 pages avec 23 figures..................................... 4 fr.

Mémoires d'un estomac écrits par lui-même, pour le bénéfice de tous ceux qui mangent et qui lisent, par le Dr GROS. 3e *édition*. 1 vol. in-18 jésus..................... 2 fr.

Merveilles de la Nature, l'Homme et les Animaux. Description populaire des races humaines et du Règne animal, par A.-E. BREHM. 9 vol. in-8 avec environ 6,000 figures et 180 planches hors texte sur papier teinté........ 99 fr.

Prix de chaque volume, broché.................. 11 fr.

Relié... 16 fr.

Les Races humaines et les Mammifères. Édition française, par Z. GERBE. 2 vol. grand in-8, avec 800 fig. et 40 pl.. 22 fr.

Les Oiseaux. Édition française, par Z. GERBE. 2 vol. gr. in-8, avec 500 fig. et 40 planches...................... 22 fr.

Les Poissons et les Crustacés. Édition française, par E. SAUVAGE et J. KUNCKEL D'HERCULAÏS. 1 vol. gr. in-8, avec 600 figures et 20 planches........................... 11 fr.

Les Reptiles et les Batraciens. Édition française, par E. SAUVAGE. 1 vol. gr. in-8, avec 524 fig. et 20 planches........ 11 fr.

Les Insectes, les Myriapodes et les Arachnides. Edition française, par J. KUNCKEL D'HERCULAÏS. 2 vol. gr. in-8, avec 2,000 fig. et 36 pl........................... 22 fr.

Les Vers, les Mollusques, les Échinodermes, les Zoophytes et les Protozoaires. Edition française, par A. TREMEAU DE ROCHEBRUNE. 1 vol. gr. in-8, avec 1,200 fig. et 20 pl...... 11 fr

Odeurs, parfums et cosmétiques, par S. PIESSE. 2e *édition*. 1 vol. in-18 jésus avec 92 fig...................... 7 fr.

Passions, dangers et inconvénients pour les individus, la famille et la société. Hygiène morale et sociale, par le Dr BERGERET. 1 vol. in-18 jésus................ 2 fr. 50

Passions, dans leurs rapports avec la santé et les maladies, par le Dr BOURGEOIS. 4e *édition*. 1 vol. in-18 jésus, 208 p. 2 fr.

Physiologie et hygiène des écoles, des collèges et des familles, par le professeur DALTON. 1 vol. in-18 jésus avec 68 fig........................... 4 fr.

Physionomie (la) ou le caractère des hommes jugé par l'inspection des traits du visage, par Sophus SCHACK. Édition française. 1 vol. in-8 avec figures.

Physionomie humaine (Mécanisme de la), analyse ou électro-physiologique de l'expression des passions, par le Dr DUCHENNE (de Boulogne). *Deuxième édition.* 1 vol. grand in-8, 264 pages, avec 9 planches représentant 144 fig. photographiées............................ 20 fr.

Plantes médicinales. Nouveau dictionnaire, par le Dr HÉRAUD. 1 vol. in-18 jésus avec 250 fig., cart.............. 6 fr.

Régime de Pythagore, par COCCHI; de la sobriété, conseils pour vivre longtemps, par L. CORNARO ; le vrai moyen de vivre plus de cent ans en parfaite santé, par L. LESSIUS. 1 vol. in-18 jésus avec 5 pl....................... 3 fr.

Science expérimentale, par Claude BERNARD (de l'Institut). 2e *édition.* 1 vol. in-18 jésus de 449 pages, avec fig. 4 fr.

Secrets de la science, de l'industrie et de l'économie domestique, recettes, formules et procédés d'une utilité générale et d'une application journalière, par le Dr A. HÉRAUD, professeur à l'école de médecine de Toulon. 1 vol. in-18 jésus, avec 205 fig., cart........................ 6 fr.

Sophistication des vins. Méthodes analytiques et procédés pour reconnaître les fraudes, par E.-J. Armand GAUTIER, professeur à la Faculté de médecine. 3e *édition.* 1 vol. in-18 jésus de 260 pages avec 1 planche chromolithographiée............................ 4 fr. 50

Stations sanitaires au bord de la mer et dans les montagnes, les stations hivernales, choix d'un climat pour prévenir ou guérir les maladies, par le Dr LOMBARD. In-8, 92 pages............................... 2 fr.

Tabac et absinthe, leur influence sur la santé publique, sur l'ordre moral et social, par le Dr P. JOLLY. 1 vol. in-18 jésus... .... 2 fr.

Vie (La). Etudes et problèmes de biologie générale, par P.-E. CHAUFFARD, professeur à la Faculté de médecine de Paris. 1 vol. gr. in-8 de 525 p................... 7 fr. 50

GALLARD. **Clinique médicale de la Pitié.** 1 vol. in-8. 10 fr.

GRIESINGER. **Traité des maladies infectueuses.** 2ᵉ *édition.* 1 vol. in-8 de 800 pages.... .... 100 fr.

HALLOPEAU. **Traité élémentaire de pathologie générale.** 1 vol. in-8 de 700 pages avec 130 fig............. 11 fr.

HAMMOND. **Traité des maladies du système nerveux.** 1 vol. in-8 de 1400 pages, avec 116 fig., cart........... 15 fr.

JOUSSET (P.) **Éléments de médecine pratique.** *Deuxième édition.* 2 volumes in-8.................. .. 15 fr.

LABOULBÉNE. **Nouveaux éléments d'anatomie pathologique,** descriptive et histologique, par A. LABOULBÈNE. professeur à la Faculté. 1 vol. in-8 avec 298 figures, cart..... 20 fr.

LAVERAN ET TEISSIER. **Nouveaux éléments de pathologie et de clinique médicales,** par A. LAVERAN, professeur agrégé à l'École du Val-de-Grâce, et J. TESSIER, professeur agrégé à la Faculté de Lyon. *Deuxième édition.* 2 vol. in-8........ 18 fr.

LEYDEN. **Traité clinique des maladies de la moelle épinière.** 1 vol. in-8 de 850 pages..,............... 14 fr.

RACLE. **Traité de diagnostic médical.** *Sixième édition* par Ch. FERNET et I. STRAUS, 1 vol. in-18 jésus avec 77 fig.. 8 fr.

TROUSSEAU. **Clinique médicale de l'Hôtel-Dieu de Paris.** 4ᵉ *édition*, par le professeur M. PETER. 3 vol. in-8.. 32 fr.

VALLEIX et LORAIN. **Guide du médecin praticien,** résumé général de pathologie interne et de thérapeutique appliquées. *Cinquième édition.* 5 vol. in-8 de chacun 806 p., avec fig. 50 fr.

PATHOLOGIE ET CLINIQUE CHIRURGICALES
MÉDECINE OPÉRATOIRE ET APPAREILS

BERGERON (A.). **Précis de petite chirurgie et de chirurgie d'urgence.** 1 vol. in-18 jésus, avec 374 figures. 5 fr.

BERNARD (Cl.) ET HUETTE. **Précis iconographique de médecine opératoire et d'anatomie chirurgicale.** 1 vol. in-18 jésus, avec 113 pl., figures noires. Cart... 24 fr.
— Le même, fig. col. Cartonné.......................... 48 fr.

CHAUVEL. **Précis d'opération de chirurgie,** par J. CHAUVEL, professeur à l'École du Val-de-Grâce. 2ᵉ *édition.* 1 vol. in-18 jésus, avec 281 figures................................. 7 fr.

CHRÉTIEN (H.). **Nouveaux éléments de médecine opératoire,** par H. CHRÉTIEN, professeur à la Faculté de médecine de Nancy. 1 vol. in-18 jésus, 528 pages avec 184 fig........ 6 fr.

CORRÉ. **Pratique de chirurgie d'urgence.** 1 vol. in-18, avec 51 figures.............................. 2 fr.

DECAYE. **Précis de thérapeutique chirurgicale,** par le docteur P. DECAYE. 1 vol. in-18 jésus de XII-572 pages... 6 fr.

DESPRÉS. **La chirurgie journalière,** par A. DESPRÉS, chirurgien de l'hôpital de la Charité, professeur agrégé de la Faculté de médecine, 2ᵉ *édition.* 1 vol. in-8, avec fig.... 12 fr.

Envoi franco contre un mandat de poste.

HÉRAUD. **Les Secrets de la Science, de l'Industrie et de l'Economie domestique**, recettes, formules et procédés d'une utilité générale et d'une application journalière. 1 vol. in-18 jésus de 600 pages avec 200 figures. Cart.................... 6 fr.

JEANNEL. **Formulaire officinal et magistral international**, comprenant environ 4000 formules. *Deuxième édition.* 1 vol. in-18, Cart.. 6 fr.

NOTHNAGEL ET ROSSBACH. **Nouveaux éléments de matière médicale et de thérapeutique**, exposé de l'action physiologique et thérapeutique des médicaments, avec une introduction par Ch. Bouchard, professeur de pathologie et de thérapeutique à la Faculté de Paris. 1 vol. in-8, dn xxxii-860 pages.... 14 fr.

REVEIL. **Formulaire raisonné des médicaments nouveaux.** *deuxième édition.* 1 vol. in-18. jésus, avec fig... 6 fr.

HYGIÈNE ET MÉDECINE LÉGALE

ARNOULD. **Nouveaux éléments d'hygiène**, par Jules Arnould, professeur d'hygiène à la Faculté de médecine de Lille. 1 vol. in-8 de 1360 pages, avec 284 figures, cartonné...... 20 fr.

BRIAND et CHAUDÉ. **Manuel complet de médecine légale**, contenant un traité élémentaire de chimie légale, par J. Bouis, professeur à l'Ecole de pharmacie de Paris. *Dixième édition.* 2 vol. gr. in-8 de 1200 p., avec 5 pl. et 36 fig.... 24 fr.

CHAPUIS. **Précis de toxicologie,** par A. Chapuis, professeur agrégé à la Faculté de médecine de Lyon. 1 vol. in-18 jésus de 700 pages avec figures. Cartonné........................ 8 fr.

DUBRAC. **Traité de jurisprudence médicale et pharmaceutique**, comprenant la législation, l'état civil, les dispositions à titre gratuit, la responsabilité, le secret professionnel, les honoraires des médecins et les créances des pharmaciens, l'exercice illégal de la médecine, les rentes viagères, les assurances sur la vie, la police sanitaire, les ventes de clientèle, les eaux minérales, etc., par F. Dubrac, président du tribunal civil de Barbezieux. 1 vol. in-8 de 800 pages...................... 12 fr.

HOFMANN (E.). **Nouveaux éléments de médecine légale**, par E. Hofmann, professeur à la Faculté de médecine de Vienne, introduction et commentaires par P. Brouardel, professeur à la Faculté de médecine de Paris, 1 vol. in-8, avec 50 fig... 14 fr.

LÉVY (Michel). **Traité d'hygiène publique et privée.** *Sixième édition.* 2 vol. grand in-8, avec figures....... 20 fr.

SOUBEIRAN. **Nouveau dictionnaire des falsifications et des altérations des aliments,** des médicaments et de quelques produits employés dans les arts, l'industrie et l'économie domestique. 1 vol. in-8, avec 218 figures. Cart........ 14 fr.

TARDIEU. **Médecine légale** : attentats aux mœurs, avortement, blessures, empoisonnement, folie, identité, infanticide, maladies produites accidentellement ou involontairement, pendaison, par A. Tardieu, professeur de médecine légale à la Faculté de médecine. 9 vol. in-8 avec pl. col..................... 54 fr.

BERGERET

LES PASSIONS, dangers et inconvénients pour les individus, la famille et la société, hygiène morale et sociale, in-18 jésus, 250 pages.............. 2 fr. 50

BOURGEOIS (L.-X.)

LES PASSIONS dans leurs rapports avec la santé et les maladies, *L'amour et le libertinage*, in-12 de 214 pages............ 2 fr.

CORNARO ET COCCHI

LE RÉGIME DE PYTHAGORE, d'après le Dr. COCCHI; — DE LA SOBRIÉTÉ, conseils pour vivre longtemps, par CORNARO, 1880, in-18..... 3 fr.

DONNÉ

HYGIÈNE DES GENS DU MONDE, in-18, 448 pages........... 3 fr. 50

ÉCOLE DE SALERNE (L'), traduction en vers français, par Ch. Meaux Saint-Marc, avec le texte latin, précédée d'une introduction par le Dr Daremberg, et suivie de commentaires, 1 vol. in-18. 7 fr.

FONSSAGRIVES

HYGIÈNE ALIMENTAIRE des malades, des convalescents et des valétudinaires, 1881, in-8........ 9 fr.

GROS (C.-H.)

MÉMOIRES D'UN ESTOMAC, traduit de l'anglais, in-12........... 2 fr.

HUFELAND

L'ART DE PROLONGER LA VIE OU LA MACROBIOTIQUE, in-18 jésus de 640 pages.............. 4 fr.

JOLLY

LE TABAC ET L'ABSINTHE, leur influence sur la santé publique, sur l'ordre moral et social, in-18..... 2 fr.

HYGIÈNE MORALE, in-18.... 2 fr.

LEVY (MICHEL)

TRAITÉ D'HYGIÈNE PUBLIQUE ET PRIVÉE. 2 vol. in-8........ 20 fr.

LOMBARD

TRAITÉ DE CLIMATOLOGIE MÉDICALE. 1877-1879, 4 vol. in-8..... 40 fr.

ATLAS DE LA DISTRIBUTION GÉOGRAPHIQUE DES PRINCIPALES MALADIES dans ses rapports avec les climats. 1880, in-4 de 25 cartes imprimées en couleurs avec texte explicatif, cart.............. 12 fr.

Cet atlas est le complément nécessaire du *Traité de Climatologie médicale.*

LES STATIONS SANITAIRES AU BORD DE LA MER ET DANS LES MONTAGNES, les stations hivernales, choix d'un climat pour prévenir ou guérir les maladies, 1880, in-8, 92 p. 2 fr.

MAGNE

HYGIÈNE DE LA VUE, in-18 jésus de 350 pages avec 30 figures.. 3 fr.

PIESSE

DES ODEURS, DES PARFUMS ET DES COSMÉTIQUES, histoire naturelle, composition chimique, préparation, recettes, industrie, effets physiologiques et hygiène des poudres, vinaigres, dentrifices, pommades, fards, savons, eaux aromatiques, essences, infusions, teintures, alcoolats, sachets, etc., in-18, avec 92 fig........ 7 fr.

REVEILLÉ-PARISE

GUIDE PRATIQUE DES GOUTTEUX ET DES RHUMATISANTS. Edition refondue par E. CARRIÈRE, in-18 jésus, VIII-306 pages........ 3 fr. 50

PHYSIOLOGIE ET HYGIÈNE des hommes livrés aux travaux de l'esprit, 1881, 1 vol. in-18 jés. 455 p. 4 fr.

RIANT

HYGIÈNE DU CABINET DE TRAVAIL. 1883, in-18............ 2 fr 50

YVAREN

ENTRETIENS D'UN VIEUX MÉDECIN sur l'hygiène et la morale, 1 vol. in-18 jésus de 671 pages........ 5 fr.

ARNOULD. Nouveaux éléments d'hygiène, 1882. 1 vol. in avec 234 figures. Cart. 20

CULLERRE. Magnétisme et hypnotisme. Exposé des phénomènes observés pendant le sommeil nerveux provoqu 1886. In-12, figures. 4

DONNÉ (A.). Hygiène des gens du monde. 1878. 1 v in-18 jésus de 448 pages. .... 3 fr.

L'École de Salerne, traduction en vers français, par C MEAUX SAINT-MARC, précédée d'une Introduction par Dr DAREMBERG, suivie de commentaires. 1880. 1 vol. in jésus avec 7 figures. 7

FEUCHTERSLEBEN. Hygiène de l'âme. 1 vol. in-18 j sus. .... 2 fr.

GROS (C.-H.). Mémoires d'un estomac. 1 vol. in-18 jésus. 2

HUFELAND. L'art de prolonger la vie. 1 vol. in-18 j sus. 4

JOLLY. Le tabac et l'absinthe, leur influence sur la san publique, sur l'ordre moral et social. 1 vol. in-18 jésus 2

— **Hygiène morale.** 1 vol. in-18 jésus. 2

KUSSMAUL. Les troubles de la parole, traduction françai précédée d'une Introduction par le professeur Benjam Ball. 1884. In-8°. 7

LÉVY (Michel). Traité d'hygiène publique et privée. 187 2 volumes grand in-8. Ensemble 1900 pages avec fig. 20 f

MANDL. Hygiène de la voix parlée ou chanté 1879. In 12 cart. 4 fr. 5

MOREAU (de Tours) Fous et Bouffons. Etude physiologiqu psychologique, et historique. 1885. In-12. 3 fr.

PEISSE (Louis). La médecine et les médecins, philosophi doctrines, institutions, critiques, mœurs et biographies méd cales. 2 vol. in-18 jésus. 6

REVEILLÉ-PARISE. Physiologie et hygiène des homme livrés aux travaux de l'esprit, ou recherches sur physique et le moral, les habitudes, les maladies et régime des gens de lettres, artistes, savants, hommes d'Éta jurisconsultes, administrateurs, etc. Édition refondue p E. CARRIÈRE. 1881. 1 vol in-18 jésus. .... 4 fi

— **Guide pratique des goutteux et des rhumatisant** 1880. 1 vol. in-18 jésus. .... 3 fr. !

SIMON (P.-Max). Le monde des rêves. 1882. 1 vol. in jésus de 436 pages. .... 3 fr.

— **Crimes et délits dans la folie.** 1886. In-12. ... 2 fr

VIBERT (Ch.) Précis de médecine légale, précédé d'un Introduction par le professeur P. BROUARDEL 1886. In avec planches imprimées en couleur. .... 8 f